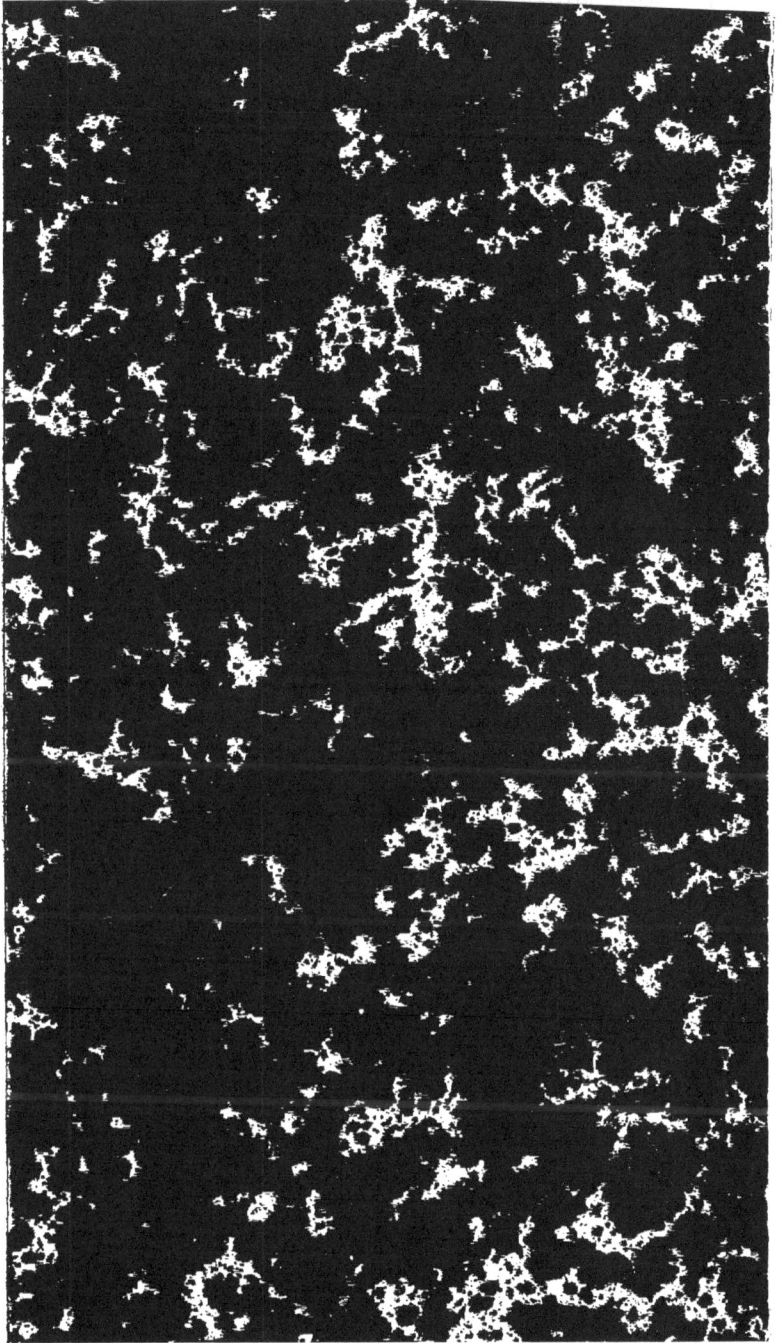

LA
VIANDE SAINE

MOYENS DE LA RECONNAITRE
ET DE L'APPRÉCIER

Conférences pratiques faites aux Halles centrales de Paris

PAR

L. VILLAIN

Médecin-vétérinaire
Chef du Service de l'Inspection des viandes de Paris

> Aucun aliment n'agit aussi rapidement que
> la viande elle-même pour reproduire de la
> chair, pour réparer par une aussi faible dépense
> organique, la substance musculaire dépensée
> par le travail.   LIÉBIG.

AVEC 23 FIGURES DANS LE TEXTE

PARIS
GEORGES CARRÉ, ÉDITEUR
58, RUE SAINT-ANDRÉ-DES-ARTS, 58

1892

LA VIANDE SAINE

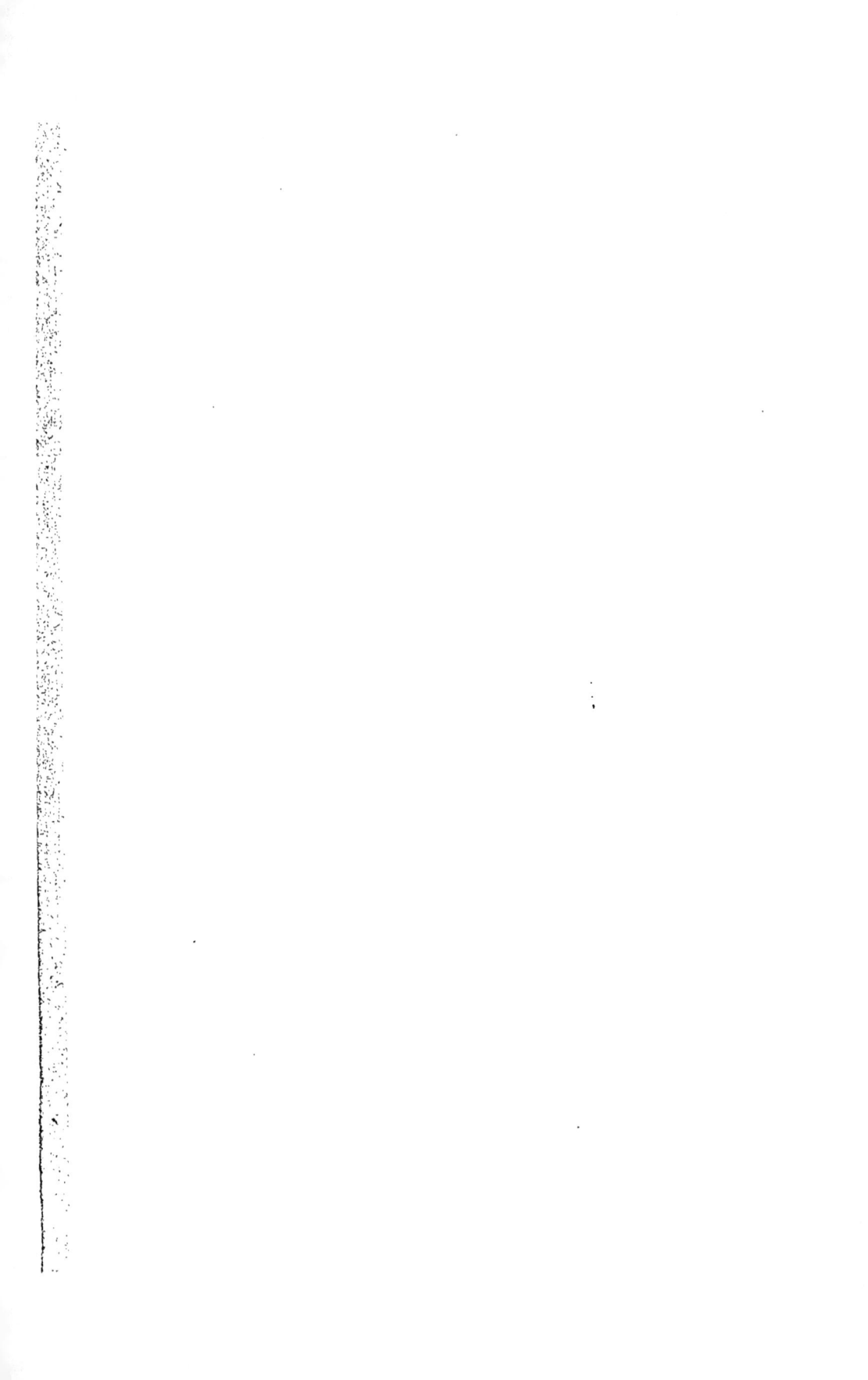

LA
VIANDE SAINE

MOYENS DE LA RECONNAITRE
ET DE L'APPRÉCIER

Conférences pratiques faites aux Halles centrales de Paris

PAR

L. VILLAIN

Médecin-vétérinaire
Chef du Service de l'Inspection des viandes de Paris

> Aucun aliment n'agit aussi rapidement que
> la viande elle-même pour reproduire de la
> chair, pour réparer, par une aussi faible dépense
> organique, la substance musculaire dépensée
> par le travail. LIÉBIG.

AVEC 23 FIGURES DANS LE TEXTE

227
92

PARIS

GEORGES CARRÉ, ÉDITEUR

58, RUE SAINT-ANDRÉ-DES-ARTS, 58

1892

PRÉFACE

Le titre de cet ouvrage indique à la fois son objet et son but.

Il n'y a pas bien longtemps encore, l'hygiène en était réduite à un enseignement brillant, mais purement théorique.

Aujourd'hui, l'on a créé un peu partout des promenades scientifiques, des leçons de choses où tout le monde peut toucher, pour ainsi dire, du doigt les matières professées.

Dans la rédaction de ces notes, presque tout a été sacrifié aux faits d'observations, parce que là est le vide à combler dans cette branche de l'hygiène que j'ai mission d'étudier.

En consentant à publier ces conférences pratiques, j'ai surtout voulu *résumer les connais-*

sances nécessaires à tous ceux qui ont charge de recevoir et d'inspecter la viande.

Je livre cette brochure au jugement bienveillant de tous ceux qui, comme moi, portent un intérêt passionné à ces grandes questions de l'alimentation, à ces attachantes études d'hygiène publique, si bien faites, comme l'a dit Tardieu, pour rehausser le rôle des médecins et des vétérinaires dans l'ordre social de notre temps.

Paris, le 1er janvier 1892.

LA VIANDE SAINE

---

§ 1. — Les animaux de boucherie au point de vue de leurs races et de leurs qualités de viande

A. *Bovidés*. — En France, dit M. Pascault [1], toutes les races bovines sont bonnes pour la boucherie, aucune ne résiste à l'engraissement. Toutefois, si la nuance qui différencie leurs qualités de viande est peu sensible pour le public consommateur, le boucher les apprécie diversement. Il suffit, pour s'en convaincre, de suivre les transactions du marché de la Villette où l'on se rend compte facilement de la différence des prix qu'il accorde aux divers animaux.

Chez les uns, il vante le juteux et le savoureux de la chair ; chez d'autres, la finesse du grain et la belle coupe *persillée*. Il est des races, enfin,

---

[1] Elude comparative des animaux de boucherie au point de vue de la qualité et du rendement en viande (*Mémoire couronné par la Société nationale d'agriculture*).

chez lesquelles il recherche la densité des muscles ou le rendement en viande.

Engraissement. — Le bœuf, destiné à fournir comme résultat final une viande de boucherie, est soumis à différents modes d'engraissement qui influent notablement sur sa valeur commerciale.

Les bœufs de la Normandie, du Charolais, du Nivernais, de l'Auvergne et de la Vendée sont nourris dans les embouches où ils mangent de l'herbe sur pied pendant toute la belle saison, ne rentrant à l'étable qu'à l'approche de l'hiver.

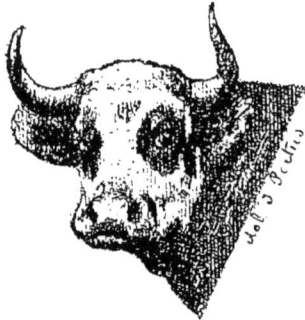

Dans la basse Normandie, les pâturages jouissent d'une haute réputation : le climat humide et tempéré, les ruisseaux peu rapides qui les parcourent et surtout le voisinage de la mer exercent une action notable sur la qualité des plantes, et contribuent à donner aux bœufs nourris près de cet air marin le « juteux et le savoureux » si recherché des gourmets de viande de boucherie (fig. 1).

Fig. 1. — Bœuf Normand

Le long du littoral de l'Océan, dans les contrées marécageuses de la Vendée et de la Charente-Inférieure, on élève des bœufs très charpentés, connus sous le nom de maraîchins. Les herbes qui constituent les pâturages de ces anciens marais desséchés sont très grossières ; elles nuisent à la finesse de la viande.

Dans certaines parties du Cholet, de même que dans la Gironde, les bœufs subissent l'engraissement de « pouture », c'est-à-dire qu'ils restent en stabulation permanente pour manger des betteraves, des navets et du son pendant l'hiver, de l'avoine et du trèfle au printemps.

Le Limousin engraisse ses bœufs d'une manière mixte, tantôt au pâturage, tantôt à l'étable où ils reçoivent des fourrages secs et des racines (fig. 2).

En descendant plus bas, dans le midi, nous constatons que les bœufs sont élevés dans de moins

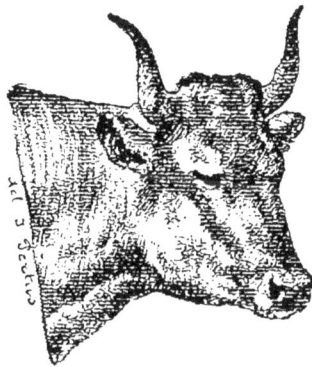

FIG. 2. — Bœuf Limousin

bonnes conditions, et qu'ils donnent plus de travail en échange d'une nourriture peu riche.

Vers le nord, les animaux sont nourris avec des résidus variés, tels que pulpe de betterave, drèche de bière, tourteaux de lin, d'œillette, de colza, d'arachnide, de noix, de sésame, féverolles, farines.

Avec cette alimentation variée on obtient des animaux gras diversement appréciés du commerce. En général, les tourteaux sont utiles dans la dernière période de l'engraissement mixte, celle de l'étable. Ils donnent souvent à la viande un goût particulier.

Les pulpes de betterave, les drèches et les résidus des moulins à farine produisent un engraissement que le commerce sait apprécier à sa juste valeur. On dit en effet, en parlant de ces bœufs : des *sucriers*, des *fariniers*, termes de mépris rappelant leur origine.

Les *sucriers* comprennent des animaux de toutes races, mais principalement les bœufs blancs, engraissés dans les départements de l'Oise, Seine-et-Oise, Seine-et-Marne, Aisne, Marne et les Ardennes.

Races. — Les bœufs les mieux cotés par la boucherie sont les Limousins, les Charolais-Nivernais et les Normands (fig. 3).

Chez les deux premiers la viande est pénétrée de graisse : elle est *persillée*, pour nous servir de l'expression consacrée. Quant au Normand, dont la graisse est d'un jaune particulier, on juge que sa viande est peut-être la plus savoureuse entre toutes. Quoique manquant de persillé, elle possède un jus qu'on ne retrouve pas dans les autres.

A côté des Normands se placent les bœufs de la Mayenne et de la Sarthe, connus sous le nom de Manceaux, et les métis Anglais de cette race. Ces

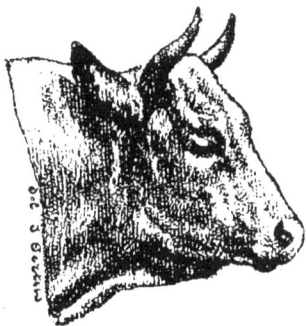

FIG. 3. — Bœuf Nivernais   FIG. 4. — Bœuf Manceau

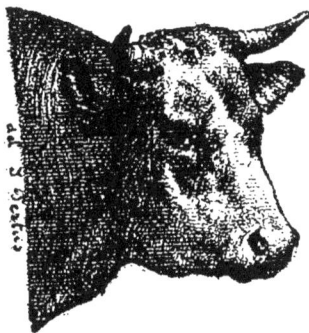

animaux au point de vue de la viande empruntent beaucoup les qualités des Normands (fig. 4).

Si nous passons dans le Maine-et-Loire, les Deux-Sèvres, la Vendée, la Loire-Inférieure et la Charente-Inférieure, nous y trouvons les races choletaise, nantaise et maraîchine, qui fournissent, chaque semaine, pendant toute la saison d'hiver, 2,400 bœufs au marché de Paris. Au point de vue commercial, ces animaux forment un trait d'union

entre les Normands et les Limousins. Leur rendement est considérable; la
viande bien pénétrée de
graisse est assez prisée.
Nous laissons de côté les
types engraissés dans les
marais de la Vendée; leur
chair sans finesse ne se
conserve pas (fig. 5).

Dans les Côtes-du-
Nord, le Finistère, l'Ile-
et-Vilaine, il existe une

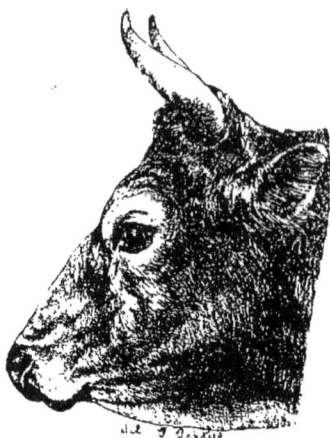

FIG. 5. — Bœuf Choletais

petite race, la Bretonne, dont la viande, presque
l'égale du Normand, est très recherchée en boucherie.

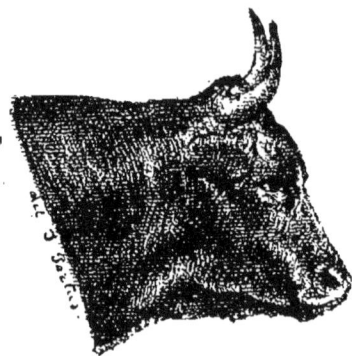

L'Auvergne, renom-
mée par ses beaux pâtu-
rages, entretient un nom-
breux bétail qui n'est nul-
lement à dédaigner. La
chair de ces bœufs au
pelage foncé est bien persillée et d'un goût exquis
(fig. 6).

FIG. 6. — Bœuf Salers

Les bœufs appelés Ga-
ronnais, Agenais, viennent de la Haute-Garonne,

de la Dordogne et du Lot-et-Garonne. Ces animaux à l'ossature très développée donnent une viande d'apparence marbrée, un peu moins savoureuse que celle du Limousin.

Dans le département de la Creuse, nous rencontrons la race marchoise, modification de la race du Limousin. L'ensemble de ces animaux est bon, mais leur viande, de qualité inférieure, est dure à manger, sans finesse, par suite d'un travail excessif et trop prolongé.

Sous la dénomination de Gascons on englobe les bœufs qui sont élevés dans le Tarn, l'Aude, l'Aveyron. Considérés encore aujourd'hui comme les meilleurs travailleurs, ces animaux sont peu améliorés au point de vue de la boucherie. Seul le bœuf d'Aubrac est assez estimé, dès l'instant qu'il est engraissé de bonne heure.

Sur les marchés de Lyon, on voit principalement les races comtoise, fémeline, tourache, avantageusement connues pour leur facilité d'engraissement.

La viande que ces animaux fournissent est bonne et succulente.

Beaucoup de nos races françaises ont été croisées avec le Durham dont la précocité extrême, la réduction du squelette, le développement énorme du système musculaire étaient certainement des avantages réels qu'on a essayé d'utiliser. Véritable prototype du bœuf de boucherie, cette race servit donc à améliorer nos races, mais l'événement ne justifia pas les espérances. Dès que le sang infusé avait dépassé une certaine limite, on ne possédait plus que des animaux reproduisant, avec les qualités, les défauts de la race ; c'est-à-dire que la graisse, au lieu de se répandre dans l'intérieur des muscles, s'accumulait à l'extérieur. On arrivait ainsi à produire des viandes qui, loin de répondre au but que l'on s'était proposé d'atteindre, ne pouvaient convenir à notre alimentation. On est revenu depuis plusieurs années à un juste milieu et l'on n'a plus aujourd'hui recours à la race Durham que dans une certaine mesure.

Nous passerons rapidement sur les races étrangères qui concourent depuis quelques années à l'approvisionnement de notre marché, et nous ne retiendrons que trois types : les bœufs Africains, les bœufs de l'Italie et ceux de l'Amérique.

Les premiers, mal nourris, marchant tout le jour pour trouver une faible nourriture, rendent néanmoins quelques services avec leur viande assez fine.

Les seconds laissent beaucoup à désirer. Peu préparés pour la vente, ils sont dirigés, au sortir de la culture, vers les marchés d'approvisionnement, avant de subir à l'étable un engraissement préalable.

Quant aux bœufs américains qui tentent notre marché depuis deux ans à peine, reconnaissons que ceux de l'Amérique du Nord croisés avec le Durham sont bons ; avouons en outre que, s'ils étaient laissés quelque temps à l'herbage, en France, avant d'être dirigés sur les abattoirs, ils deviendraient meilleurs encore. Dans l'état où ils nous sont offerts, alors qu'ils sont fatigués par un long parcours maritime, on ne peut assurément pas vanter leur qualité de viande.

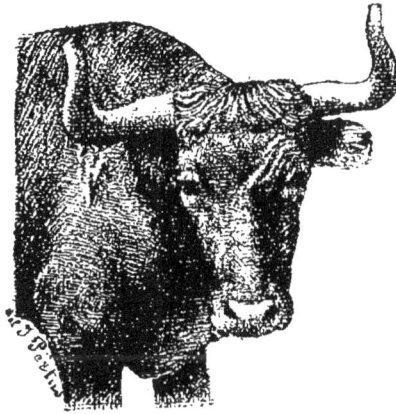

FIG. 7. — Bœuf de l'Amérique du Sud

On goûte peu les races qui nous sont expédiées de l'Amérique du Sud. La viande que ces animaux à demi sauvages fournissent reste constamment molle et se corrompt assez vite ; leur graisse ne se raffermit pas (fig. 7).

Veaux. — Le veau de boucherie présente différentes qualités suivant qu'il a été nourri avec le

lait de la mère ou bien qu'il a été engraissé avec
des moyens artificiels, tels que farine, thé de foin,
riz, œufs, etc. Avec le premier procédé, on obtient
toujours des veaux de qualité supérieure, à chair
blanche et savoureuse ; aussi les bouchers ne s'y
trompent pas, car les muqueuses de la bouche et de
l'œil sont là pour leur dévoiler le mode d'engraissement de ces jeunes animaux. Le second mode
de nourriture donne des sujets moins bons, avec
une viande plus rouge.

Le veau, c'est un fait connu, n'acquiert toute sa
finesse de chair qu'à l'âge de trois mois ; mais,
pour obtenir des élèves de cette valeur, ce n'est
pas dans les grands centres qu'il est possible de
pousser leur engraissement à ce degré ; le lait
est toujours consommé en nature en raison des
plus grands bénéfices réalisés. Il faut aller jusque
dans le Gâtinais, le Loiret, la Champagne, la Normandie, pour trouver la production du veau pro-
fitable. Là, l'élevage est fait avec le lait que le
petit boit au baquet, soit à l'état naturel, soit
additionné de pain, de farine et d'œufs, nourriture éminemment favorable au développement d'une
viande blanche. C'est aussi aux qualités transmises
par le taureau comtois et la vache normande à
leurs produits qu'est due la préférence marquée

des consommateurs pour les veaux de ces contrées.

Les veaux qui mangent de l'herbe en suivant leur mère aux pâturages ont une viande d'un rouge foncé, et la graisse terne et sale : leur dépréciation est notoire. Tels sont les types qui nous viennent de l'Auvergne, du Limousin, de la plaine de Caen et de Gournay.

Comme la blancheur du veau constitue sa valeur, il existe certaines contrées, notamment à Carentan, où l'on pratique des saignées préventives dans le but d'anémier le patient, et d'obtenir par là même une chair blanche.

Cette manière de faire est un peu délaissée ; elle ne donne pas toujours, en effet, les résultats cherchés, souvent même elle produit des viandes molles, d'un aspect terne, cadavérique.

. Le Cholet entretient de nombreux veaux qui, sans être d'une extrême finesse, jouissent néanmoins d'une bonne réputation.

En Bretagne, les veaux seraient excellents s'ils étaient sacrifiés plus tardivement. Loin d'agir ainsi, on s'empresse de les vendre pour la boucherie, quand ils n'ont pas huit jours d'existence. La chair à ce moment est gélatineuse et sans goût.

B. *Ovidés*. — Depuis plusieurs années on ne se

livre plus beaucoup en France à l'élevage du mouton, on s'adresse de préférence à celui du bœuf,
du veau et du cheval, et on préfère utiliser pour
les engrais les produits des diverses industries,
plutôt que d'entretenir des troupeaux de moutons
que la concurrence étrangère viendra déprécier
plus tard. Bien plus, on adopte maintenant le commerce des vaches laitières dont le nombre va toujours croissant, ou encore la culture de certaines
plantes industrielles d'un rapport plus certain et
plus grand. C'est donc en raison des progrès agri-
coles de toutes sortes, du morcellement de la pro-
priété, de la production énorme des moutons
d'Australie, d'Amérique, d'Allemagne et de la
Russie, que le chiffre des moutons diminue en
France.

Les moutons varient de qualité suivant les races
et suivant les différents pays où ils sont produits.
Dans les contrées humides, on trouve des troupeaux aptes à l'engraissement, qui donnent une
laine peu fine : on peut faire entrer dans cette
catégorie tous les animaux du littoral, depuis la
Flandre jusqu'à l'embouchure de la Charente.

Dans les pâturages secs, au contraire, on rencontre les moutons à laine fine, comme dans l'Ain,
l'Aisne, ou sur les plateaux calcaires.

Engraissement. — L'engraissement du mouton est très économique puisqu'il suffit d'avoir à sa disposition des pâturages où les animaux puissent paître en marchant ; mais cette nourriture spéciale des terres incultes ou même de certaines prairies est souvent insuffisante à donner un animal gras. Par contre la qualité en est plus fine et fait qu'ils sont recherchés de préférence à tous les autres.

Près du littoral, on élève des moutons dits de *Prés Salés,* dont la réputation est universelle.

« Ce n'est pas dans les prés salés eux-mêmes, dit E. Pion [1], que les moutons s'engraissent, ils ne le pourraient pas : ils en dédaignent les principales herbes, comme trop dures ; ils y deviendraient fatalement anémiques ; ils y prendraient le parasite appelé la *douve* du foie.

Les Normands disent que les moutons sont douvés quand ils ont contracté cette affection. Donc, ce ne sont ni la grève ni la plage qui peuvent mettre en bon point les moutons prés salés : elles peuvent tout au plus, par certaines saveurs âcres, réveiller l'appétit indirectement, comme le font les apéritifs ; c'est sur le littoral, parmi les herbages, que se trouve la nourriture, abondante, parfumée,

[1] Etude sur les Prés Salés.

poussée dans l'air maritime, engraissée par les varechs, les goémons et le sable que les charrettes y apportent incessamment. Somme toute, la mer étant l'engrais principal des terres riveraines, c'est elle qui donne aux animaux de ces pays tout le tassé de leur chair, toute la tendresse qu'elle mérite, et qu'elle a au propre comme au figuré. »

Nous savons tous que, chez les animaux nourris à l'étable, l'usage modéré du sel est recommandable ; il entretient la bonne santé, favorise la rapidité de l'engraissement, et contribue au développement de l'embonpoint. Le sel communique à la chair un goût agréable et apprécié.

L'expérience nous apprend du reste que le sel améliore les toisons, augmente le poids et la qualité de la laine, et que sous son influence elle devient moite et souple ; ce qui explique la préférence des marchands qui, sans hésitation, choisissent et recherchent les laines provenant d'animaux soumis à l'alimentation du sel [1].

A la bergerie, les animaux sont plus précoces, ayant moins d'air et plus de nourriture, conditions favorables à un prompt engraissement. La qualité de la viande dépend principalement des aliments

---

[1] Ch. Martin, *Agriculture.*

que les animaux ont reçus et aussi des pâturages
où la race s'est formée. Elle dépend encore de
l'âge et du sexe. Il est admis dans le commerce
de la boucherie que les vieilles brebis n'ont plus
aucune valeur : l'usure est complète, elles ont trop
porté. Les moutons châtrés très jeunes donnent
une chair bien savoureuse.

On sait aujourd'hui quel rôle énorme jouent les
tourteaux dans la production de la viande, et les
avantages qu'on en retire dans la dernière période
de l'engraissement. Bien qu'ils soient d'un usage
journalier, ils passent pour communiquer un certain goût à la viande.

Dans le Nord, tous les moutons sont engraissés
avec des pulpes ; en Allemagne, on emploie le
résidu de la bière, nourriture excellente qui donne
de très beaux résultats.

Races. — Pour terminer
cette étude sommaire, il
nous faut également dire
deux mots des principales
races de moutons.

En première ligne vient
le Berrichon dont la gen-
tillesse de la tête est proverbiale ; il est très répandu
dans l'Indre et le Cher (fig. 8) ;

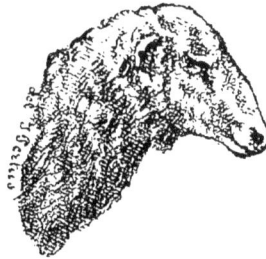

FIG 8. — Mouton Berrichon

Le Crevant, des environs d'Issoudun, le Solognot aux jambes et à la face de couleur rouge ;

Le Nivernais, croisé en grande partie avec les races anglaises.

Le mouton du Dorat (Haute-Vienne) représente l'idéal de l'animal de boucherie, il prime sur nos marchés, et sert dans la mercuriale à caractériser la meilleure qualité.

Tous ces animaux sont également bons : leur squelette est très réduit, la graisse bien répartie et la noix de viande d'un goût délicat.

Nous classerons également dans cette première catégorie les moutons de race limousine et ceux de la race du Bizet (Haute-Loire) élevés, comme on le sait, dans les pâturages montagneux où la viande acquiert des propriétés remarquables.

Les moutons du Bourbonnais ou de la Marche approvisionnent en partie la seconde ville de France ; ils sont bons et bien constitués depuis qu'ils ont été croisés avec le Berrichon.

Nous nommerons ensuite les métis Mérinos ou simplement *métis*, dénommés encore Beaucerons, Flamands, Champenois, Soissonnais, etc., suivant la partie du territoire où on les élève, et les Anglo-Mérinos qui résultent du croisement de brebis Mérinos avec le bélier New-Kent ou avec le Dishley, etc. (fig. 9).

C'est en raison de leur forte taille et de l'épaisseur de leur noix de côtelette que ces animaux sont estimés. Le Mérinos passe en effet pour être un médiocre mouton de boucherie. Le métis seul, sacrifié dans le jeune âge, fournit une viande assez délicate.

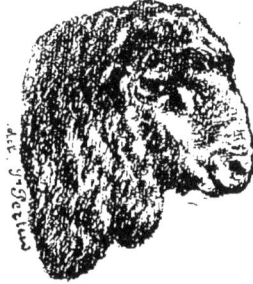

Fig. 9.— Mouton Mérinos

À côté de ces types, se placent les Gascons, groupe hétérogène; le Languedocien, venu sur les coteaux rocailleux du département de l'Hérault; les moutons du Poitou, assez prisés de la boucherie, surtout quand ils ont été croisés avec les Berrichons ou les Limousins; ils constituent avec ces derniers les moutons de bruyères; le petit Landais qui a la chair délicate; les moutons de l'Auvergne, très rustiques, divisés en race de la plaine bien conformée et de forte taille et en mouton de montagne, très petit; le grand Gatine, produit dans les Deux-Sèvres et la Charente-Inférieure; ce mouton donne une viande que le commerce sait toujours apprécier.

Nous citerons en dernier lieu le mouton de

l'Ariège, dont la chair jouit d'une haute réputation, attribuée, comme le dit M. Baillet, dans son traité de l'inspection des viandes, aux plantes aromatiques qu'il consomme sur le pâturage des montagnes.

Le noir Cholet, l'Ardennais, les Normands et les Picards viennent s'ajouter à ce nombre et alimenter nos marchés d'une viande assez fine.

Parmi les races étrangères qui viennent parfaire le contingent nécessaire à notre approvisionnement, nous distinguerons les Prussiens (Prusse rhénane, Prusse du Nord) croisés avec les Mérinos de Rambouillet. Ces métis sont très bons lorsqu'on les sacrifie à deux ans ; passé cet âge, ils deviennent trop gras.

A côté de ces moutons se trouvent naturellement ceux qui nous sont expédiés des différents États d'Allemagne, celui de Prusse excepté. Le type par excellence est le Franconien à tête noire ou tachée de noir ou de brun. Les moutons dits « allemands » sont bien nourris, châtrés de très bonne heure par ablation du testicule. Ils sont vendus très jeunes, au moment où ils ont pris peu de graisse.

Dans le Nord de la Prusse, où les bergeries sont basses, creusées en terre, les moutons restent

sans litière, et les excréments s'attachent à la laine
pour former une croûte d'une épaisseur considérable ; aussi s'ensuit-il que les animaux, dans cet
air confiné, engraissent avec rapidité; leur viande
est sans finesse.

Aux environs de Berlin, les moutons sont de
meilleure qualité.

L'Allemagne a compris depuis longtemps l'importance des croisements anglais, elle s'est livrée
à cette industrie avec un sérieux avantage, et nous
a dépassés de beaucoup dans cette production. Il
n'y a que nos métis anglo-nivernais qui puissent
rivaliser avec ses moutons.

Il existe en France peu de races anglaises pures ;
néanmoins, tout le monde connaît le Dishley, dont
le poids moyen varie entre 60 et 80 kilogrammes,
et le South-Down, doué d'une précocité extrême.
Les produits de ce dernier atteignent facilement,
dès la première année, un poids de 70 à 80 kilogrammes.

Nous n'oublierons pas le Cotswold, dont la
viande est en haute estime en Angleterre.

Ces sujets élites, qui servent depuis longtemps
à croiser nos races, ont un rendement de viande
considérable.

Notre marché reçoit en grand nombre les mérinos des steppes de la Russie et de la Hongrie. Le commerce déprécie un peu les premiers qui sont en effet trop gras pour notre consommation de ville ; de plus, leur foie est d'une teinte noire mélanique, et leur peau est traversée par des centaines d'épillets de graminée (*Stipa tortilis*). Les seconds, également croisés avec les races anglaises, sont préférés de la boucherie, comme ayant plus de construction, moins de graisse et plus de finesse de viande.

Les moutons des provinces danubiennes, ainsi que ceux de l'Italie, à laine grossière et au chanfrein busqué (bergamasque), constituent toujours de médiocres animaux de boucherie (fig. 10).

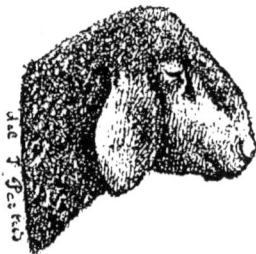

FIG. 10. — Mouton Bergamasque

La République Argentine nous expédie, depuis plusieurs années, des moutons congelés appartenant à la race Mérine. Élevés dans la pampa, après le passage successif du cheval et du bœuf, ces métis produisent une viande assez estimée.

Terminons cette énumération en disant quelques mots de nos races Algériennes. Fortement amélioré depuis quelques années, ce mouton devient meilleur, sa construction s'éloigne de plus en plus

le celle de la chèvre, en même temps que sa queue
diminue de largeur. Il lutterait enfin avec les
races de la métropole si l'Arabe se résignait à
pratiquer la castration dès le jeune âge, à six
mois par exemple, et conservait moins de mâles
dans son troupeau (fig. 11).

Le berger arabe use du bistournage, de préférence à toute autre manière
de châtrer ; mais il le pratique un peu tard, soit habitude invétérée, soit qu'il pense
laisser aux agneaux plus de
vigueur pour suivre leur mère
et supporter les longs parcours. Cette opération, malgré
tout, quoique non sanglante,
est fort douloureuse et fait mai-
grir les animaux ; le fâcheux,
c'est que les moutons sont

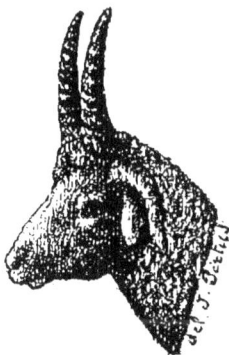

FIG. 11.—Mouton Africain
à quatre cornes

plus ou moins bien bistournés et qu'ils gardent
encore trop de nature, ce qui alourdit leur tête ; —
certaines d'entre elles, mises sur la balance à la
Villette, ont pesé douze livres. Cela augmente
aussi l'épaisseur de leur cou, au détriment des
reins et des gigots si estimés dans leur ampleur [1].

[1] E. Pion, *Le Mouton africain*.

C. *Chèvres.* — La production de la chèvre aug
mente en France. C'est une bonne laitière, qu'o
engraisse difficilement. Elle est la vache du pauvre
selon Grognier, et la consolation de la misère, sui
vant Boitard.

La chèvre adulte ne peut être un animal de bou
cherie. Rustique et sobre, elle se nourrit de peu

Dans les Alpes, les chèvres pâturent sur le
montagnes, les coteaux rocailleux et presqu
stériles, avec de petites brebis d'un tempéramer
vigoureux.

En Algérie, les Arabes de quelques contrée
trop arides pour nourrir des moutons n'élèvent qu
des chèvres; ils en utilisent le lait, la fourrure, l
viande et la peau. On compte dans cette coloni
2,715,000 chèvres, beaucoup plus que dans la mé
tropole. Dans la région des Hauts Plateaux qui fo
suite à l'Atlas, région si froide et si chaude, selo
les saisons, la population nomade n'y pourra
subsister sans la chèvre [1].

Sa chair n'est pas très estimée ; il ne peut e
être autrement puisque les animaux sont sacrifié
dans la vieillesse, après qu'ils ont donné un
certaine somme de produits.

---

[1] E. Piou, *Utilité de la Chèvre*

Engraissée convenablement et tuée dans le jeune âge, la chèvre arriverait à fournir une viande se rapprochant beaucoup de celle du mouton.

Dans les Pyrénées-Orientales, où l'on consomme beaucoup de chèvres, les mâles sont châtrés de bonne heure, et livrés à la boucherie à dix-huit mois.

Dans certains départements, la Savoie, les Alpes, les Pyrénées, le Loiret, la Haute-Loire, la viande de la chèvre et même celle du bouc sont séchées à l'air ou salées comme provision d'hiver.

La Corse est le département le plus riche en chèvres (132,135) ; on en fait grand cas, comme en Italie. « A Murat, on mange la chèvre âgée, bouillie avec une farce où entre de la farine de sarrasin, et c'est un grand régal connu sous le nom de *farginau* [1] ».

D. *Chevreaux.* — Chaque année, pendant les mois de mars, avril et mai, les chevreaux, au nombre de plus de cent mille, sont expédiés à Paris, des départements du Loiret, du Loir-et--Cher, d'Indre-et-Loire, de la Vienne. Ils se divisent en deux classes : les *têtards* et les *broutards* ; les premiers sont sacrifiés sous la mère, à la mamelle pour ainsi

[1] E. Pion, *loc. cit.*

dire, les seconds ne sont livrés à la boucherie qu'après qu'ils ont brouté de l'herbe.

La peau de ces derniers est peu estimée du commerce de la ganterie, à cause des sels calcaires qu'elle renferme et des bulbes pileux déjà très développés.

Sans entrer dans de longs détails à leur sujet, nous dirons que les chevreaux n'ont d'abord été tués que pour la peau de gant; ce n'est que plus tard qu'un débouché fut trouvé sur Paris où la viande, même des plus jeunes, y fut conduite pour être livrée à la consommation.

E. *Porcs.* — Le porc a une grande importance car il a une destination unique, l'alimentation de l'homme. Sa chair sert de base à la nourriture des campagnes; son sang, ses viscères, sa tête, ses pieds, sa queue et son lard fournissent des mets aussi nombreux que remarquables [1]. Les pauvres ménages entretiennent un porc avec les résidus qui sont à leur disposition, et considèrent comme un bienfait l'appétit dépravé ou mieux la gloutonnerie de cet animal, déclaré immonde, impur, dans les préceptes de Moïse [2].

[1] Bourrier, *Le porc et les produits de la charcuterie.*
[2] « Et le pourceau : car il a bien l'ongle divisé et le pied fourché, mais il ne rumine pas; il vous est souillé. » *Lévitique,* chapitre xi, verset 7.

Engraissement. — Les races influent notablement sur la qualité de la viande de porc, et modifient
la formation du lard. Les types anglais sont très
précoces, ils peuvent fournir des animaux de
boucherie dès l'âge de six à dix mois ; nos races
françaises sont plus tardives et ne donnent des
porcs bien en viande
que vers l'âge de dix-
huit mois (fig. 12).

Le choix de la nour-
riture établit encore
des modifications plus
profondes dans la qua-
lité de la viande. On
sait, en effet, qu'une
alimentation avec des
grains, des farines, des

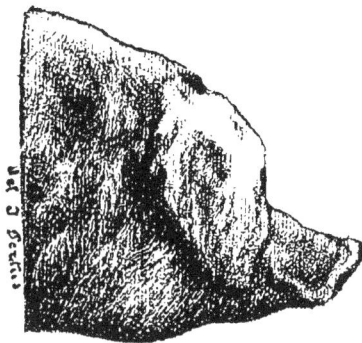

Fig. 12. — Porc Manceau

pommes de terre, des glands, des châtaignes,
donne une chair rose et un lard ferme ; par contre,
les soupes, les résidus des casernes, les poissons,
occasionnent non seulement la mollesse et la blancheur des tissus, mais encore des infiltrations dénotant un état cachectique.

Si on lui fait manger des débris de viande, sa chair
prend un mauvais goût ; elle sent le carnassier comme
celle des porcs élevés dans les clos d'équarrissage.

Dans les îles Baléares, on nourrit ces animaux
de figues qui donnent à leur chair et à la graisse
une finesse rare.

Avec les marcs de raisin, de poire et de pomme,
on obtient des porcs très gras dont le lard est mou
et spongieux.

Le maïs est la base par excellence de l'engraissement du porc. Les meilleures salaisons de France
sont celles qui viennent des départements où le
maïs est cultivé. C'est pour cette raison que le
jambon de Bayonne est sans rival, et que les
oies et les canards gras
du Sud-Ouest jouis-
sent d'une renommée
universelle.

Aux États-Unis
d'Amérique, les porcs
sont presque exclusi-
vement nourris avec
le maïs.

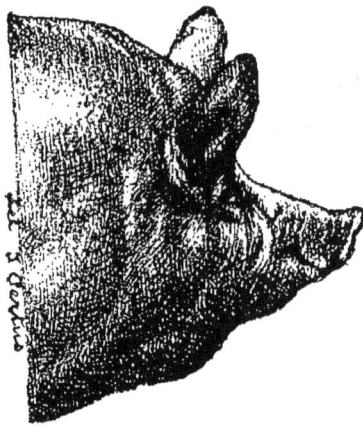

Races. — Les races
porcines peuvent être

FIG. 13. — Porc Anglais (Yorkshire)

ramenées à deux types[1]. Dans le premier sont
compris les porcs à soie blanche, très élevés sur

---

[1] Les zootechniciens divisent les porcs en races asiatique,
celtique et ibérique ou napolitaine.

les pattes, à la côte plate et aux oreilles longues et tombantes. Le second présente des animaux blancs et pie-noir aux oreilles droites ou demi-dressées, assez trapus, et dont le corps cylindrique est plus près de terre (fig. 13).

Au premier groupe se rattachent, par ordre d'importance, les porcs de la Sarthe, de la Mayenne, de la Touraine, de la Vendée, de l'Anjou, du Poitou, de la Lorraine, de la Bretagne, de la Picardie, de la Normandie, de la Bourgogne, du Berry, de

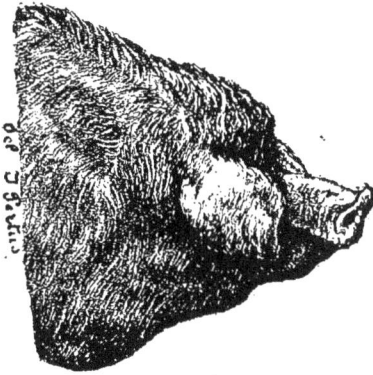

FIG. 14. — Porc Normand

l'Auvergne, du Cholet, etc. (fig. 14).

Tous ces animaux ont un lard ferme, mais peu épais.

Dans l'autre groupe sont compris les porcs du Quercy, du Charolais, du Dauphiné, des Pyrénées et du Limousin. Leur lard atteint souvent une épaisseur considérable.

A Paris, les porcs préférés sont les Manceaux, les Craonnais aux soies très rares, à la peau fine

et rose, les Vendéens aux oreilles énormes, les
Lorrains, d'antique réputation, ceux en un mot qui
ont le moins de lard, tandis que la province choisit
au contraire les plus gras, les métis Anglais.

§ 2. — Appréciation de l'animal sur pied

A. — Maniements

Bœuf. — Le boucher qui se présente au marché pour acheter un bœuf regarde d'abord la taille
de l'animal, son ampleur, sa race, et passe en
revue rapidement l'état des principaux *maniements* ou saillies de graisse permanentes susceptibles de lui fournir des données sur le rendement
présumé du sujet ; souvent même il s'assure de
l'âge. Le maniement qui tombe le premier sous la
main exploratrice est celui des *abords* ou *cimier*,
placé de chaque côté de la base de la queue, et
que l'acheteur saisit le pouce en dessous : il
indique la graisse extérieure.

Descendant ensuite le bras entre les fesses, il

apprécie la *brague* ou le *scrotum*, en prenant à pleine main la masse scrotale ; ce toucher donne des indications assez précises sur la graisse intérieure. Chez la vache, ce maniement situé en avant de la mamelle porte le nom de *cordon* ou *braie*.

Passant à droite, le boucher, le bras droit posé sur le dos du sujet, saisit avec la main gauche, les doigts en dessous, l'*œillet* ou pli de la peau qui va de la rotule au ventre, et qui indique la graisse intérieure; il touche ensuite successivement la *hanche*, le *flanc*, le *travers*, formé par les apophyses transverses des vertèbres lombaires, la *côte*, le *paleron*, qu'on trouve à la partie postérieure et supérieure de l'épaule, le *contre-cœur*, placé plus bas que le précédent dans l'angle formé par le scapulum et l'humérus, le *fanon*, le *collier* correspondant au passage du joug chez les bêtes de trait, enfin le *dessous de langue*.

Arrivé à cet endroit et s'appuyant sur l'encolure, l'acheteur regarde une dernière fois l'ensemble du bœuf, sa ligne du dos, la largeur des reins, et entre alors en communication avec le vendeur.

Tous ces dépôts de graisse n'ont pas pour centre un ganglion lymphatique, quelques-uns sont formés dans le tissu cellulaire seul. Ils n'apparaissent pas tous à la fois: ceux en général qui se développent les premiers, comme les abords, l'œillet, la côte, la poitrine et le paleron, sont les derniers à disparaître par l'amaigrissement, ils sont aussi plus tenaces et plus fondamentaux.

Les maniements qui annoncent la graisse extérieure sont, d'après le commerce de la boucherie : les *abords*, la *côte*, le *paleron*, le *cœur* et le *contre-cœur*.

Ceux qui indiquent la graisse intérieure ou suif sont les suivants : la *brague* ou le *scrotum*, chez le mâle, le *cordon* ou *braie*, chez la femelle, l'*œillet*, le *travers*, l'*avant-cœur*, le *collier*, l'*oreille*.

Mouton. — Les maniements consultés chez le mouton sont le *cimier* et le *travers*. L'acheteur touche de la main largement ouverte les reins de chaque animal pour se faire une idée approximative de son poids et partant de son rendement. La *brague* est quelquefois pressée dans le but de connaître l'état des testicules et le mode de castration. On regarde aussi l'œil, jugeant ainsi de la vigueur du sujet et de son état cachectique ou même ictérique.

Veau. — Les maniements qui servent d'appréciation pour l'achat des veaux sont, en sus de ceux indiqués plus haut au sujet du bœuf : la bouche, les dents, les muqueuses de l'œil et de la vulve, enfin la présence des cornes, toutes choses indiquant la blancheur du tissu musculaire et la jeunesse de l'animal.

Porc. — Chez le porc, il n'y a guère qu'un seul maniement consulté par le charcutier, c'est celui du *dos*, apprécié par l'appui de la main sur l'animal debout. Le lard, condition princeps, doit être ferme au toucher, résister à la pression et refouler les doigts comme au contact d'un corps élastique. Le lard mou indique toujours la qualité inférieure des porcs.

Cet examen terminé, on doit ensuite faire langueyer le porc. Pour ce faire deux hommes opèrent : l'un jette l'animal à terre et lui écarte les mâchoires à l'aide d'un bâton, l'autre saisit la langue au moyen d'un morceau de drap et passe ensuite ses doigts à la surface de l'organe fortement tiré à soi. De cette manière, on sent sous la pulpe des doigts les grains de ladre. Quelquefois on retire, avec la pointe d'un couteau, les cysticerques visibles sous la langue, le porc est dit alors *épinglé* et de vente plus facile.

B. — Rendement

Une fois l'animal sacrifié, vidé, habillé, la partie qui est conduite à l'étal du boucher constitue les *quatre quartiers* ou le *poids net*, partie très intéressante de l'animal et qui fournit à proprement parler la viande. Les quatre quartiers représentent encore le *rendement* des animaux de boucherie, c'est-à-dire le rapport qui existe entre le poids vif et le poids net.

Bœufs et vaches. — On se sert en boucherie de différentes expressions pour caractériser l'état de graisse dans lequel se trouvent les animaux. Ils sont dits en *chair* quand les muscles commencent à faire saillie et présentent une certaine fermeté (50 à 55 0/0). La bête ne devient *grasse* qu'avec les formes arrondies et les maniements parfaitement tangibles (55 à 60 0/0). Enfin l'animal est dit *fin gras* quand tous les maniements forment des saillies accentuées d'un aspect souvent disgracieux (60 à 65 0/0). Cet engraissement dernier n'est obtenu que chez les bêtes de concours.

Il existe encore d'autres nuances intermédiaires se rapportant à des états particuliers, et qui indiquent plus ou moins l'abondance de graisse de couverture ou de suif.

Proportion des os relativement à la viande. — Les races bovines où la proportion d'os est très grande sont, en première ligne : la Parthenaise, la Normande, la Garonnaise, la Salers.

Rendement de Boeufs de première et deuxième qualité

RACES	NORMAND	NORMAND	LIMOUSIN	MARCHO.S	CHOLETAIS	NANTAIS	MANCEAU	BERRICHON	VENDÉEN
POIDS VIF	600 k.	590 k.	725 k.	580 k.	675 k.	495 k.	645 k.	650 k.	643 k.
	kilos	kilos	kilos	kilos	kilos	kilos	kilos	kilos	kilos
Viande nette.....	340	349	410	341	402	291	397	380	376
Suif.............	27.500	35	30	28.500	44	28	49	47	37
Cuir.............	53	45.500	54.500	47.500	58.500	45	50.500	54	56
Abat.............	21	20.500	22	21	22.500	16	21.500	22.50	19
Sang.............	23.500	23	27	26.500	26.000	21.500	26	25	28
Boyaux...........	9.500	9	11	10.500	10	7.500	11	11	12
Panse, etc......	14.500	15	48.500	15	17.500	13	14.500	45	46
Pieds, tête......	13.500	42.500	13	13.500	14	11.500	12.500	16	19
Voirie et déchets.	97.500	80.500	139	76.500	80	60.500	63	79.50	20
Poids reconstitué.	600	590	725	580	675	495	645	650	643
Rendement net en viande........	56.66%	59.15%	56.55%	58.79%	59.55%	58.78%	61.55%	58.41%	58.47%

Rendement de Vaches de deuxième qualité

RACES	NORMANDE	BERRICHONNE	LIMOUSINE	CHOLETAISE	CHAROLAISE	SALERS	MARCHOISE
POIDS VIF	625 k.	725 k.	505 k.	435 k.	615 k.	470 k.	560 k.
	kilos	kilos	kilos	kilos	kilos	kilos	kilos
Viande nette.........	318 »	377.500	251.500	227 »	334 »	273 »	316.500
Suif.................	51 »	34.500	23.500	20 »	29 »	24 »	21 »
Cuir.................	44 »	54 »	49.500	34 »	45.500	39 »	38.500
Abat.................	21 »	19.500	20.300	17.500	20 »	19.500	21.500
Sang.................	24.500	23.500	24.500	18.500	24 »	23 »	25 »
Boyaux..............	9.500	8.500	9 »	7.500	9.500	8 »	9 »
Panse, etc..........	45 »	46.500	14.500	13 »	14.500	13.500	14 »
Pieds et tête........	13 »	13.500	11.500	10.500	42 »	11.500	12.500
Voirie, déchet, fœtus..	99 »	180.500	100.500	87 »	126.500	58.500	102 »
Poids reconstitué.....	625 »	725 »	505 »	435 »	615 »	470 »	560 »
Rendement net en viande..	55.68 %	52.06 %	49.80 %	52.18 %	54.30 %	58.08 %	56.42 %

Celles au contraire où le squelette est moins développé sont les suivantes :

Durham, Nivernaise et Charolaise, Limousine, Mancelle, Bazadaise, Bretonne.

Il faut compter de 200 à 240 grammes d'os pour 1 kilogramme de viande.

C'est l'épaule qui contient le plus d'os par rapport au poids de la viande ; on trouve en effet dans le paleron 240 grammes d'os par kilogramme de viande.

Dans une cuisse de 60 kilogrammes, il y a 45 kilog. 500 de viande et 14 kilog. 500 d'os ; dans un aloyau de 20 kilogrammes, on trouve 15 à 16 kilogrammes de viande et 4 à 5 kilogrammes d'os. Les mêmes proportions existent pour le collier.

Dans les animaux d'extrême maigreur, justiciables de la saisie, on compte jusqu'à 38 0/0 d'os [1].

Mouton. — On peut établir le rendement du mouton de la manière suivante pour les trois qualités admises par le commerce :

1re qualité, de 48 à 50 0/0
2e qualité, de 45 à 46 0/0
3e qualité, de 40 à 43 0/0

[1] *Manuel de l'Inspecteur des viandes,* 2e édition.

Rendement de Moutons et Brebis de races diverses

RACES	1 MOUTON bourguignon 1re qualité	1 MOUTON bourguignon 2e qualité	3 MOUTONS berrichons 1re qualité	1 MOUTON lorrain 1re qualité	1 MOUTON lorrain 2e qualité	3 BREBIS limousine 2e qualité	1 BREBIS lorraine 3e qualité
POIDS VIF	47 k.500	51 k.	138 k.	58 k.	51 k.	117 k.	46 k.
	kilos	kilos	kilos	kilos	kilos	kilos	kilos
Viande nette.........	23.500	24 »	66 »	27 »	22.500	50.500	18.500
Peau	5 »	5 »	» »	» »	» »	» »	» »
Sang	1.500	1.500	» »	» »	» »	» »	» »
Panse, Suif, Menus...	11 »	13.500	72 »	31 »	28.300	66.300	27.300
Abat rouge.........	2 »	2 »	» »	» »	» »	» »	» »
Tête et pieds.........	3.500	3.500	» »	» »	» »	» »	» »
Déchet	1 »	1.500	» »	» »	» »	» »	» »
Poids reconstitué	47.500	51 »	138 »	58 »	51 »	117 »	46 »
Rendement net en viande..	49.47 %	47.05 %	47.82 %	46.75 %	44.41 %	43.16 %	40.21 %

Ces chiffres sont variables avec une peau rase ou en laine.

Chez le mouton, la proportion d'os est de 20 0/0 dans le gigot et de 25 0/0 dans l'épaule.

Rendement de Veaux de deuxième qualité

RACES	ORIGINAIRE de la Sarthe	MAINE-et-LOIRE	AVEYRON	AVEYRON
POIDS VIF	95 k.	69 k.	141 k.	135 k.
	kilos	kilos	kilos	kilos
Viande nette........	58.500	42 »	88 »	78 »
Peau..............	6 »	5 »	11.500	12 »
Boyaux	7.500	4.500	14 »	20 »
Abat et pieds	13.500	11 »	16 »	17.500
Sang	2 »	2 »	3 »	3 »
Déchet...........	7.500	4.500	4.500	4.500
Poids reconstitué....	95 »	69 »	141 »	135 »
Rendement net en viande	61.57 %	60.89 %	62.41 %	57.77 %

Ces chiffres que nous donnons pour le rendement en viande de nos animaux de boucherie ont été publiés en partie par la Chambre syndicale du commerce en gros de la boucherie.

Porc. — Le porc donne un rendement variant
e 65 à 75 0/0.

C. — Age des animaux de boucherie

Age du veau par l'examen de la bouche. —
n naissant, le veau possède ordinairement quatre
icisives à demi voilées par les gencives. Parfois,
. porte toutes ses dents incisives, ou bien il ne
ui manque que les coins. M. Goubaux soutient que
e veau naît toujours avec toutes ses dents, mais
u'elles sont plus ou moins sorties, plus ou moins
pparentes sous la gencive diaphane qui les
ecouvre.

A quinze jours, le jeune sujet a huit incisives
échelonnées en forme d'escalier par suite de leur
négalité en hauteur. La bouche cesse d'être vio-
acée et devient rougeâtre.

A trois semaines, les huit incisives sont nive-
ées, ce que l'on traduit en disant que la mâchoire
est au rond ; la bouche est devenue rouge clair.

A un mois, les incisives sont consolidées par
les gencives. La bouche s'éclaircit et prend une
teinte rose vif.

A cinq semaines, la bouche est rose tendre,
mais entre chaque incisive un reste de coloration
rouge persiste encore.

A six semaines, le palais, la langue et les gen
cives ont acquis une coloration blanche, en u
mot la bouche est faite [1].

Jusqu'à l'âge de six mois les jeunes mâles son
appelés *veaux*, et les jeunes femelles *génisses*.

Age du bœuf. — L'âge du bœuf est indiqu
par les dents incisives de la mâchoire inférieur
et aussi par les cornes frontales.

On compte chez le bœuf huit incisives qui s
distinguent en dents caduques ou de lait et e
dents de remplacement ou d'adulte. Ces dents son
mobiles à la manière des touches d'un clavier d
piano, dans le but, sans doute, de ménager le
bourrelet de la mâchoire supérieure, lors de la
préhension des aliments.

Les dents caduques subsistent jusqu'à dix-hui
mois. A partir de cette époque, les pinces tombent,
puis les mitoyennes et enfin les coins.

La poussée des incisives de remplacement se
fait à des époques à peu près fixes (fig. 15).

De dix à vingt mois, apparition des pinces ;

A deux mois et demi, sortie des premières mitoyennes ;

A trois ans, les deuxièmes mitoyennes évoluent;

A quatre ans, la percée des coins est faite.

[1] *Manuel de l'Inspecteur des viandes*, 2ᵉ édition.

Girard, qui s'est occupé spécialement de l'âge
des animaux domestiques, dans un traité resté
toujours classique, fait retarder légèrement de six

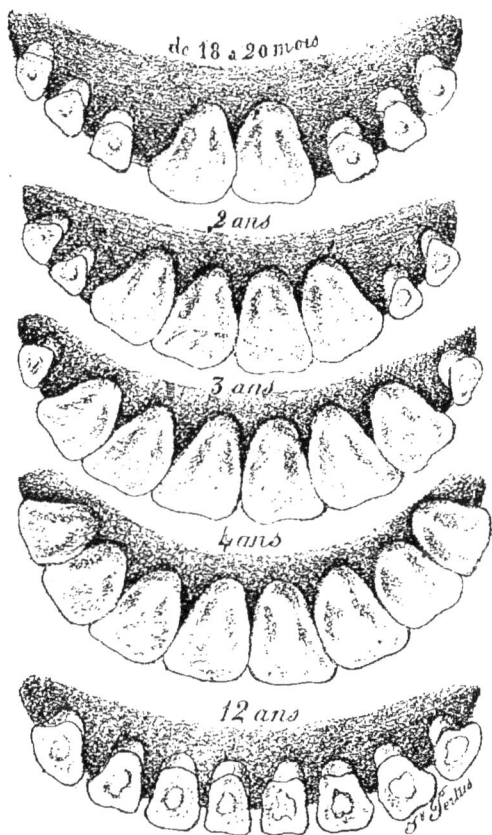

de 18 à 20 mois

2 ans

3 ans

4 ans

12 ans

Fig. 15. — Age du Bœuf

mois l'évolution des dents de remplacement.
M. le professeur Sanson la fait avancer d'autant
sur les chiffres que nous donnons.

Age du bœuf par l'examen des cornes. —
Autrefois on jugeait de l'âge des sujets par l'examen des cornes frontales, aujourd'hui ce contrôle
est un peu abandonné.

On se servait alors des cercles ou sillons qui
existent à la base des cornes et qui augmentent de
nombre au fur et à mesure que l'animal vieillit.

Il est admis que jusqu'à l'âge de trois ans les
premiers cercles s'effacent et qu'il ne reste plus
qu'un seul sillon.

En résumé, dit Girard [1], les cornes frontales
portent, à partir d'un an, une succession de sillons
et d'anneaux alternatifs qui sont autant d'indices
d'après lesquels on peut déterminer l'âge du bœuf.

Nous ajoutons que, si l'on compte par sillons
dans la détermination de l'âge, le plus rapproché
de la base de la corne doit compter pour trois
ans.

Dans les pays d'élevage tels que l'Auvergne et
le Limousin, les jeunes animaux parvenus à l'âge
de sept mois cessent d'être appelés veaux : le
mâle prend le nom de *bourre*, et la femelle celui
de *velle*.

Après les premières années, le bourre devient

---

[1] *Traité de l'âge du cheval.*

bourret et la velle *bourrette*. Le mâle est désigné sous le nom de *taurillon* ou *bouvillon* [1].

A l'âge adulte, le mot *bœuf* désigne le taureau qu'on a privé de ses testicules pour le rendre plus docile et plus apte à l'engraissement.

Age du mouton. — Comme celle du bœuf, la

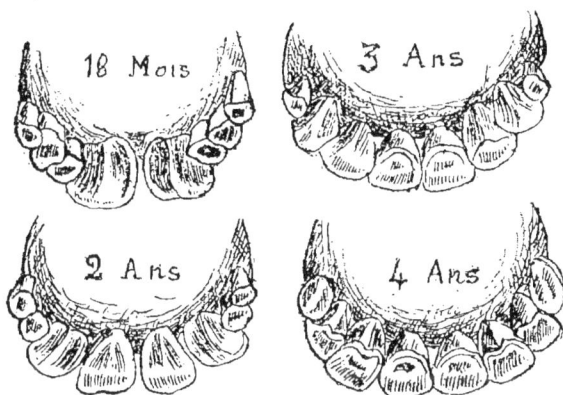

Fig. 16. — Age du Mouton

mâchoire inférieure du mouton porte huit incisives dénommées semblablement et divisées également en dents de lait et dents de remplacement.

A la naissance, aucune des dents incisives n'est sortie. Les pinces apparaissent vers les cinquième et septième jours. Au bout de la troisième semaine, toutes les incisives sont apparentes. Les pinces

[1] Girard, *loc. cit.*

de remplacement émergent de quinze à dix-huit mois. Viennent ensuite les premières mitoyennes, de deux ans à vingt-sept mois, les deuxièmes à trois ans, les coins vers quatre ans (fig. 16).

A la sortie des pinces de deuxième dentition, le mouton abandonne le nom d'agneau pour prendre celui d'*antenais*, — né l'année d'auparavant. Le mâle est appelé *bélier* à vingt-sept mois ; privé de ses testicules, il prend le nom de *mouton*. La femelle est distinguée par le nom de *brebis*.

Age du porc. — On ne regarde jamais l'âge des cochons sur les marchés, la chose est en effet incommode. Du reste, il y a peu d'intérêt à faire cette constatation, car le porc est tué de très bonne heure, la plupart du temps au bout de la première année.

Qu'il nous suffise de savoir que les coins de la mâchoire inférieure tombent les premiers, à six mois environ, et que le crochet (défense) de remplacement apparaît vers le huitième mois.

A deux ans, la nouvelle dentition est complète.

Après leur naissance, les petits sont désignés sous le nom de *porcelets*, *gorets* ; adultes, ils se nomment *porcs*. Le cochon mâle est appelé *verrat* et la femelle *truie*.

§ 3. — Alimentation animale

La viande, en terme de boucherie, est *ce qui reste de l'animal sacrifié, dépourvu des abats et des issues, autrement dit les quatre quartiers.*

Robin définit la viande : la portion rouge des muscles qui est la partie la plus nutritive de tous les animaux, avec ou sans le tissu cellulaire, adipeux, fibreux ou parenchymateux, qui fait partie des viandes de boucherie.

La viande n'est autre chose que le tissu musculaire des animaux vertébrés et de quelques invertébrés ; mais, dans un sens plus limité, on n'applique ce nom qu'au tissu musculaire des vertébrés à sang chaud, c'est-à-dire des mammifères et des oiseaux (Dupiney. Enc.).

I. *Composition anatomique de la viande.* — L'élément essentiel de la viande est le muscle, formé de fibres striées. Quand on examine au microscope un morceau de tissu musculaire

préalablement imprégné d'eau ou de glycérine,
et écrasé entre deux lames de verre, on voit, à
un grossissement de 100 à 140 diamètres, des
faisceaux primitifs ou faisceaux striés, enveloppés
du sarcolemne et renfermant les fibres primitives
ou fibrilles musculaires.

Les fibrilles sont constituées par les sarcous
éléments de Bowmann.

Enfin, entre les fibres musculaires il y a du
tissu cellulaire, fibreux, adipeux, vasculaire et
nerveux. Les os aussi font partie de la viande.

II. *Constitution chimique.* — A. *Matières
azotées.* — L'analyse chimique démontre qu'il y
a dans la viande : la *fibrine*, qui existe dans le
plasma à l'état de solution ; la *musculine*, qui fait
la base des muscles striés et lisses ; la *sérine*, qu'on
trouve dans tous les liquides de l'économie ; le
tissu lamineux, qui se transforme en gélatine par
l'ébullition ; l'*hémoglobine* ou cristaux de sang ;
l'*acide inosique*, la *xanthine*, la *créatine*, la *créatinine*. Ces derniers produits sont des matériaux de
désassimilation.

B. *Matières non azotées.* — Dans cette catégorie
sont rangées les matières grasses, la stéarine, la
margarine, l'oléine, puis l'inosite, l'acide sarco-
lactique, la dextrine, le glycogène et même les

acides de la série grasse, tels que les acides for-
mique, acétique, butyrique.

C. *Matières minérales. Sels organiques.* —
Enfin on trouve des matériaux particuliers : le
chlorure de sodium, des phosphates de potassium,
de magnésie et de chaux, du fer, de la lithine et
des gaz : oxygène et acide carbonique[1].

III. *Corps gras.* — C'est principalement dans
les cellules adipeuses que se trouvent les principes gras qu'on peut isoler soit par pression, soit
par la chaleur.

Les corps gras ainsi obtenus constituent le suif,
l'huile animale, l'axonge, la graisse, et sont, d'après
Chevreul, un mélange de stéarine, de margarine
et d'oléine.

Énumérés suivant leur degré de consistance,
nous avons comme corps gras : les huiles, les
graisses, les suifs, les beurres, les cires.

Les corps gras exposés à l'air rancissent très
vite. Sous l'influence des alcalis, les corps gras se
transforment en glycérine et en acides particu-

---

[1] Composition du filet de bœuf d'après Berzelius :

Fibrine musculaire....................	16
Albumine.............................	2
Gélatine.............................	2
Osmazome et lactates alcalins.	3
Eau.................................	77
	100

liers qui se combinent avec ces bases pour former
des savons.

La graisse de bœuf contient un peu de margarine et d'oléine et beaucoup de stéarine. Il en
est de même pour la graisse de mouton où la
stéarine domine.

La graisse de porc contient la stéarine, la margarine et l'oléine, dans des proportions à peu près
égales. Celle du cheval renferme plus d'oléine.

La graisse est présente chaque fois que les éléments anatomiques se forment rapidement : elle
naît aussi de leur destruction. En se brûlant,
elle maintient la chaleur nécessaire à la transformation des cellules.

La graisse se trouve présente dans les corps
gras à l'état de graisse neutre, de savon, d'acides
gras volatils, de cholestérine.

Les graisses neutres sont la stéarine, la palmi-
tine, l'oléine.

IV. *La viande considérée comme aliment prin-*
cipal. — La chair des animaux de boucherie, nous
venons de l'indiquer, a une composition assez complexe : elle contient environ 77 0/0 d'eau, et 23 de
substances animales diverses, telles que graisse,
éléments azotés, principes aromatiques et sels
minéraux.

Parmi ces produits, quelques-uns sont essen-
tiellement assimilables et réparateurs ; d'autres,
par leurs qualités sapides et un ensemble de propriétés peu expliquées, mais très réelles, favori-
sent l'assimilation des premiers.

Les longues et instructives études de MM. Lawes
et Gilbert sur la composition des animaux de boucherie nous ont, d'un autre côté, fourni un point
de départ des plus utiles pour la comparaison de
l'emploi de la viande des différentes espèces dans
l'alimentation de l'homme, entre elles d'abord,
puis avec le pain. L'analyse de toutes les parties
comestibles des animaux de boucherie a donné,
comme moyenne, pour les sujets arrivés à un bon
état d'engraissement, la composition suivante :

Eau	46.0
Substances azotées, chair pure	12.7
Graisse	32.8
Matières minérales	3.0
Estomac et son contenu	5.5
	100.0

D'après MM. Lawes et Gilbert, l'utilisation par
l'homme de la viande de boucherie varie sensi-
blement, suivant les espèces animales livrées à la
consommation : une enquête minutieuse a conduit

les savants anglais aux résultats suivants, qui sont
fort intéressants.

L'homme consomme les taux pour cent suivants
des quantités totales de matières azotées et de
graisse qui forment la chair des animaux.

	Mat. azotées	Mat. grasses
Dans le bœuf............	60 0/0	80 0/0
le veau	60 0/0	95 0/0
l'agneau...........	50 0/0	95 0/0
le mouton........	50 0/0	75 0/0
le porc............	78 0/0	90 0/0

Ces chiffres montrent que, de tous les animaux
domestiques, le porc est le plus économique pour
la nourriture de l'homme qui utilise les 9/10 de
sa graisse et les 8/10 de sa chair. Si l'on tient
compte, en outre, du caractère omnivore du porc
que l'on peut engraisser avec les déchets alimentaires les plus variés, on s'explique aisément la
prédominance du porc dans l'alimentation des
classes pauvres, surtout dans la campagne.

V. *La consommation de la viande dans les
villes et dans les campagnes.* — La consommation
de la viande, dit M. L. Grandeau, a presque doublé en France, en quarante-deux ans, et son accrois-
sement a progressé d'une manière régulière. L'élé-
vation dans le prix de la viande a suivi une

progression bien supérieure à celle de la consommation.

De 1862 à 1882, la consommation individuelle de l'habitant des villes a augmenté de 11 kilos, tandis que la consommation du paysan ne s'est accrue que de 3 kilos ; en d'autres termes, la population ouvrière des villes s'alimente de viande de plus en plus et dans une proportion beaucoup plus forte que celle des campagnes.

On peut donc avancer que l'habitant des villes consomme en moyenne trois fois plus de viande que l'habitant des campagnes. Au point de vue du genre de viande préféré, on remarque que le premier absorbe en moyenne trois fois plus de bœuf, près de quatre fois plus de mouton et un peu moins de porc que le second.

L'influence de l'alimentation animale sur la puissance du travail de l'homme est considérable : « Faut-il rappeler ces ouvriers des forges du Tarn qui, nourris d'aliments végétaux, perdaient chaque année et par homme quinze journées de travail et qui, mis au régime de la viande, ne perdaient plus que trois jours par an.

« Et ces ouvriers anglais employés à la construction du chemin de fer de Paris à Rouen, qui, nourris de viande rôtie, produisaient un tiers de travail en plus que les ouvriers français soumis au régime du bouilli, de la soupe et des légumes? Faut-il rappeler les forges d'Ivry qui, à leur fondation, furent obligées de faire venir des ouvriers d'Angleterre jusqu'au jour où les ouvriers français, mis au même régime, eurent acquis la même vigueur, la même résistance. [1] »

La viande, on vient de le voir, est l'aliment indispensable au complet développement des hommes et des peuples, indispensable entre tous et en plus grande proportion aux hommes et aux peuples du Nord, et, à qualités de climat égales, aux classes laborieuses et surtout à celles des villes. Fait capital, et qu'on ne saurait trop dire, trop répéter, trop répandre, trop vulgariser. Pas une administration ne devrait l'ignorer pour la population confiée à sa direction, pas un père pour ses enfants, pas un homme pour lui-même. On peut remplacer le vin, le pain lui-même, mais il est deux aliments dont on ne peut tenir complètement lieu : le lait d'abord, plus tard la viande [2].

VI. *Végétariens et animaliens.* — L'homme

---

[1] Bouley et Nocard, *Hygiène alimentaire*; extrait du Congrès vétérinaire de 1878.

[2] Geoffroy St-Hilaire, *Lettres sur les substances alimentaires.*

étant frugivore par nature, doit quelquefois cesser le régime animal pour prendre une alimentation végétale. Cette règle d'hygiène, que les végétariens ont élevée à la hauteur d'un système, est suivie forcément dans les campagnes, où le budget n'est pas suffisant pour avoir une nourriture animale constante. Aujourd'hui, chacun, adoptant un *modus vivendi* facile, devient, selon ses désirs ou ses besoins, végétarien ou animalien ou les deux à la fois.

On sait que les légumineuses, notamment les pois, contiennent des matières albuminoïdes en grand nombre. En préparant celles-ci convenablement, il est facile de se maintenir en équilibre. On peut même s'attendre à voir prospérer un homme dont la nourriture est composée exclusivement de *céréales* et de *légumineuses*, avec addition de graisse.

La mortalité effrayante des enfants de la classe indigente n'est probablement en grande partie que le fait d'une alimentation trop pauvre en matières albuminoïdes [1].

L'expérience démontre qu'un homme sain, travaillant, a besoin, sous une forme quelconque, d'au

[1] *Cours de chimie biologique et pathologique*, par le Dr G. Bunge, professeur à l'Université de Bâle.

moins 100 grammes d'albumine par jour pou
rester en équilibre. S'il en absorbe moins, une
partie des matières albuminoïdes de son corps sera
détruite, à moins qu'il n'ingère de grandes quantités d'hydrates de carbone.

**100 grammes de l'aliment contiennent à l'état
naturel** (d'après Koenig) :

	MATIÈRES ALBUMINOÏDES	GRAISSES	HYDRATES DE CARBONE
Pommes..............	0,4	—	13
Carottes..............	1,1	0,2	9
Pommes de terre......	2,0	0,1	20
Lait de femme........	2,4	4	6
Choux................	3,3	0,7	7
Lait de vache..........	3,4	4,0	5
Riz....................	8	0,9	77
Maïs	10	4,6	71
Froment..............	12	1,7	70
Blanc d'œuf de poule....	13	0,3	—
Poisson gras (anguille)..	13	28	—
Viande de porc grasse...	15	37	—
Vitellus de poule........	16	32	—
Viande de bœuf grasse..	17	26	—
Poisson maigre (brochet,	18	0,5	—
Viande de bœuf maigre..	21	1,5	—
Pois..................	23	1,8	58

On commet une grave erreur en voulant calculer
la quantité d'albuminoïdes de la viande d'après la

uantité d'azote. La viande contient beaucoup de
natières gélatineuses, et celles-ci jouent dans l'ali-
nentation un rôle tout différent de l'albumine.

Un jugement basé sur les chiffres de Kœnig
ious conduirait donc à une exagération de la
valeur de la viande, et à une dépréciation de celle
les végétaux.

Mais, d'un autre côté, nous devons considérer
que la résorption de la viande est beaucoup plus
complète que celle des végétaux. De récentes
recherches, dans lesquelles on a comparé la quan-
ité d'azote se trouvant dans les aliments ingérés
et celle contenue dans les fèces, ont donné une
nesure exacte de la quantité de matières albumi-
ioïdes résorbable dans chaque aliment. Les ma-
ières albuminoïdes de la viande disparaissent
pour ainsi dire complètement pendant leur passage à travers l'intestin.

Une quantité notable de caséine du lait reparaît
déjà dans les excréments. La proportion de matières albuminoïdes non résorbée est encore bien
plus considérable après l'ingestion des végétaux.

L'homme peut vivre exclusivement de légumes
à la condition d'engloutir une grande quantité
d'aliments qui amènent la surcharge de l'estomac
et la diarrhée. Par contre, l'usage des viandes

échauffe, et celui des œufs et du lait constipe, parce que, les matières albuminoïdes de ces substances étant complètement transformées en peptone, il y a moins de résidus intestinaux. Quand le lait relâche, ce n'est qu'à la faveur d'une sorte d'indigestion.

L'ichthyophagie est mise en pratique par les populations du littoral qui sont regardées comme très prolifiques à cause de la quantité de phosphore et d'hydrogène que le poisson contient.

En Chine, on mange une sorte de chien comestible qu'on engraisse à l'égal du porc. Actuellement, la chair du dromadaire est mangée par les nomades de l'Afrique, de l'Arabie et de l'Asie Mineure ; celle de l'animal à deux bosses entre dans la consommation des indigènes du centre de l'Asie [1].

L'hippophagie, malgré bien des préjugés, est parvenue à s'implanter avec succès dans plusieurs villes de l'Europe.

Enfin le cannibalisme, qui affecte encore des formes variées suivant les pays et les peuplades, tend à diminuer chaque jour devant les progrès envahissants de la civilisation.

[1] Boisse, *Le dromadaire et le chameau*, animaux de boucherie, *Recueil de méd. vét.*, 13 juin 1889.

VII. *Viandes rôties.* — Le Dr Bergeron, dans l'*Hygiène pour tous*, dit que les viandes saignantes, ainsi que le jus de viandes saignantes, dont on gorge aujourd'hui les enfants, dans toutes les classes de la société, ne sont propres qu'à une chose, à leur donner des vers.

Mais si cela est vrai pour l'enfant, nous pensons que pour l'homme adulte la viande rôtie, et surtout celle de bœuf, est excellente ; nous disons plus, les expériences accomplies depuis plusieurs années tendent à démontrer que son usage régulier entretient d'une manière constante les forces épuisées par un travail incessant, et que les ouvriers doivent y avoir recours.

La viande des bovidés diffère considérablement suivant la race et l'âge du sujet, suivant les lieux où il habite, suivant les aliments dont il se sert, suivant son sexe, suivant qu'il a été châtré ou non, et, enfin, suivant la manière dont on la prépare pour la consommer.

Il en est de même en général pour tous nos animaux de boucherie dont l'élevage constitue une branche d'industrie très importante.

Mais ces considérations pratiques ne peuvent guère être appréciées que par les hommes compétents (bouchers et éleveurs) qui ont intérêt à voir, dans les animaux qu'ils élèvent ou qu'ils achètent, telle ou telle qualité.

Il serait cependant à souhaiter que tous ceux appelés à faire un choix raisonné de la viande, comme aliment principal de l'homme, pussent faire succinctement cette analyse.

Le mouton rôti est plus fin que la viande de bœuf, et nous aurons avancé certainement l'opinion du plus grand nombre en vantant, par-dessus tout, le gigot et la côtelette.

La chair de veau, cette viande de luxe toujours très chère, qui constitue dans nos ménages des rôtis succulents, est moins savoureuse et plus fade : c'est l'aliment des estomacs débiles.

Le porc, plus indigeste, fournit une viande d'un goût assez exquis et qu'on a peut-être tort de délaisser. Le jambon frais, les côtelettes sont en effet des pièces très prisées dans nos campagnes où l'alimentation par la viande de porc est toujours considérable.

Bien des gens pensent encore que le sang est un aliment très nourrissant. Des médecins conseillent souvent aux personnes atteintes d'anémie ou de maladies consomptives de boire le sang aussi vivant que possible ; c'est pourquoi l'on voit, chaque matin, dans nos abattoirs, une foule s'empresser de boire le sang chaud des animaux que l'on vient de sacrifier.

VIII. *Digestibilité des aliments.* — La cohésion des aliments joue un rôle prépondérant dans la digestibilité ; plus cette cohésion est faible, dit Dujardin-Beaumetz[1], plus la digestibilité est grande. Ceci explique facilement comment les viandes d'animaux jeunes sont plus digestibles que les viandes appartenant à des animaux âgés, le veau plus digestif que le bœuf, le poulet que la poule, etc. Dans le même ordre d'idées, on sait aussi que les poudres de viandes, grâce à leur état de division extrême, sont beaucoup plus digestibles, toutes choses étant égales d'ailleurs, que les viandes. Enfin, tout démontre la nécessité de la mastication et des pulpeurs de viande chez les dyspeptiques.

La viande crue est plus digestible, plus assimilable, plus réparatrice que la viande cuite ; elle est employée avec succès dans toute diarrhée rebelle, dans les dyspepsies chroniques, les consomptions, et surtout dans la phtisie.

De nos jours, l'une des célébrités médicales, le Dr Trousseau, s'est livré à de nombreuses expé-

---

[1] *L'Hygiène alimentaire.*

riences pour déterminer les propriétés digestives des aliments les plus usités.

Il résulte de ces recherches que la soupe trempée avec du bouillon de bœuf de bonne qualité nourrit très bien, mais se digère lentement. Un homme bien portant, après avoir mangé de la soupe ce qu'il lui en faut pour être rassasié, sans prendre d'autres aliments, n'a terminé complètement sa digestion qu'au bout de quatre heures.

Le poisson frais, les légumes, les œufs, la volaille, la viande de boucherie sont digérés en un temps moindre de celui qu'exige la digestion de la soupe grasse au bouillon de bœuf.

La viande de porc, même rôtie, est, de toutes, la plus longue à être digérée.

IX. *Valeur nutritive de la viande et du bouillon de bœuf.* — La valeur nutritive d'une viande dépend de sa composition chimique.

De 20 à 25 0/0 d'azote

Au 1er rang : Viande de chevreuil et de cheval.
Au 2e rang : Viande de bœuf.
Au 3e rang : Veau, porc, viandes blanches, agneau.

Plusieurs hygiénistes ont avancé tout récemment que la viande de boucherie ayant subi une ébullition prolongée n'était plus assimilable.

Si l'on veut d'après eux posséder un aliment réparateur, il est nécessaire d'obtenir une cuisson sans ébullition.

L'antique pot-au-feu et le bouillon traditionnel ne valent rien à leur avis. La matière protéique se transforme en matière collagène ou colle forte à 80 degrés de chaleur environ, de telle sorte que plus un bouillon se prend en gelée par refroidissement, moins il est bon, ou plutôt moins il est nourrissant, car il n'est plus à ce moment assimilable.

Le feu dissout en effet le tissu cellulaire interfibrillaire, mais aussi il coagule la myosine, qui est de ce fait moins digestible.

La même observation est faite pour les légumes, tels que haricots, lentilles, pois, etc., l'ébullition transformant complètement en matière inerte la matière azotée.

Pour obvier à cet inconvénient, on se propose de faire cuire la viande ou les légumes dans une marmite spéciale qu'on enferme hermétiquement, aussitôt la première ébullition apparue, dans un étui doublé d'ouate ou de feutre. On l'abandonne ensuite pendant quatre heures, et quand on veut la retirer de son enveloppe protectrice, la température est à peine abaissée d'un degré ; la viande est alors cuite et le bouillon fait.

De cette manière on affirme que le bouillon renferme des éléments nutritifs non décomposés et des principes excitants, aromatiques, qui d'ordinaire s'échappent dans l'atmosphère avec la vapeur d'eau. Il y a de plus économie véritable puisqu'on use peu de combustible.

Le bouillon est donc pour certains une lessive ; néanmoins, pour d'autres, lorsqu'il est mélangé à du pain, à des pâtes, il est bon.

On trouve dans le bouillon de la gélatine, qui se brûle dans l'organisme et ne s'annexe pas ; on trouve aussi des hydrocarbures, de la créatine, de la créatinine, de la carnine, des phosphates et du chlorure de sodium. Tout cela réuni explique la popularité du bouillon qui est la préface d'un bon repas (Dr Deligny).

Quoi qu'il en soit, deux procédés restent toujours en présence pour faire le pot-au-feu.

Le premier, le plus employé, consiste à placer la viande dans l'eau froide et à faire bouillir ensuite très lentement et à petit feu. On obtient ainsi un bouillon excellent et une viande peu nutritive, dépourvue de goût.

Le second, pratiqué quelquefois, veut qu'on place d'abord la viande dans l'eau bouillante, afin de coaguler aussitôt la superficie du morceau et de former ainsi une enveloppe protectrice aux divers principes contenus dans son intérieur.

Le bouillon, on le conçoit, est peu agréable, mais par contre le bouilli est savoureux.

§ 4. — Des pertes de poids que subissent les viandes sous l'influence de la cuisson

M. Goubaux, d'Alfort, a fait de nombreuses expériences dans le but de faire connaître les bases qui doivent présider à la réglementation de la ration alimentaire de viande. Ce sont ses chiffres que nous donnons ici. Ils sont utiles aux consommateurs et surtout aux administrateurs.

Viandes cuites à l'eau

Viande de bœuf de bonne qualité. — Après cuisson, les pertes de poids ont été 0/0 :

Pour le membre postérieur, en moyenne de..	39.57
Pour le membre antérieur, en moyenne de...	33.79
Pour le cou et les reins, en moyenne de.....	34.78
Pour l'ensemble de la bête, en moyenne de..	36.713

De telle sorte que la ration d'un élève, en viande fraîche, y compris les os, étant de 250 grammes, après la cuisson cette ration ne sera plus que de 157 grammes.

Pour un taureau de première qualité, âgé de trois ans, les pertes pour 100, après cuisson, ont été en moyenne :

Pour la viande et les os, de................ 21.91
Pour la viande seule, de.................. 19.44
Et pour les os seuls, de................... 1

Viande de cheval. — Le tableau suivant donne les pertes éprouvées sous l'influence de la cuisson.

Cheval hongre, âgé de quinze ans, sacrifié pour les dissections ; viande bouillie à la marmite pendant quatre heures.

FÉVRIER 1853	NUMÉROS D'ORDRE	PROVENANCE de la viande	POIDS FRAIS Viande et os	POIDS après cuisson	PERTES par la cuisson	PERTES °/₀	LA VIANDE CUITE SE COMPOSE DE		RAPPORT DE LA VIANDE FRAÎCHE A LA CUITE	
							VIANDE	OS	VIANDE SEULE	OS SEULS
			K. GR.	K. GR.	K. GR.	K. GR.	K. GR.	GR.	K. GR.	K. GR.
23	1	Collier	2.090	1.349	0.741	35.454	1.039	310	77.020	22.979
	2	Bras	2.140	1.256	0.884	41.308	1.066	190	84.872	15.127
	3	Cuisse	2.000	1.206	0.794	39.850	0.928	275	77.140	22.859

Viande de porc. — La viande de porc, cuite à l'eau, perd peu de son poids.

D'après Baudement, quatre morceaux de porc pesant chacun 450 grammes, et, en totalité, 1 kilog. 800, ayant été soumis à la cuisson dans l'eau, ont éprouvé une perte de poids égale à 60 grammes seulement. Un de ces morceaux n'a éprouvé aucune perte. Enfin, la perte calculée 0/0 a été de 2 kilog. 333.

Viandes cuites par le rôtissage. — Les viandes mises à la broche ou au four perdent de leur poids par l'évaporation des liquides et par la fusion de la graisse. Cette perte de poids sera d'autant plus grande que la graisse sera plus abondante dans les morceaux à rôtir.

La viande de veau a éprouvé, par le rôtissage au four, une perte de poids 0/0 en moyenne :

Pour le membre postérieur, de..............	26.4
Pour le membre antérieur, de..............	25.95
Pour le cou, le dos et les reins, de..........	23.67
Et dans son ensemble, de........	25.34

Viandes de mouton. — Ont éprouvé, par la cuisson au four, en moyenne, une perte de poids 0/0 :

Les gigots, de........................	22.82
Les épaules, de...........................	25.64
Les régions du cou et des lombes, de........	22.96
Et l'ensemble, de........................ ..	23.806

Viande de porc. — Les pertes de poids de la viande de porc rôtie au four ont été en moyenne de 32,95 0/0.

Composition de la viande crue et rôtie

Filet de bœuf rôti en tranches de 3 cent. d'épaisseur

Eau....................................	68.89
Matières azotées..........................	22.93
Matières grasses..........................	5.19
Sels minéraux...........................	1.05
Matières non azotées, soufre et pertes.......	1.04

PAYEN.

	Bœuf cru	Bœuf rôti
Carbone......................	51.83	52.59
Hydrogène...................	7.57	7.89
Azote	15.00	15.21
Oxygène et sels...............	25.60	24.31

Analyse de PLAYFAIR.

La cuisson des viandes par intervention de l'eau modifie beaucoup plus profondément leur composition. D'après Keller, les sels solubles de la viande crue passent dans le bouillon, tandis que les sels insolubles restent en partie dans la chair bouillie.

§ 5. — Caractères différentiels des viandes de boucherie

Laissant de côté les différences ostéologiques qu'on peut au besoin étudier dans les livres d'anatomie, nous n'étudierons ici que les signes objectifs fournis par la viande et la graisse.

Taureau. — La chair du taureau est, dit-on, toujours très foncée ; le fait est exact si nous considérons les animaux d'un certain âge, mais si nous regardons un sujet jeune nous trouverons la fibre peu colorée.

Ce qui frappe tout d'abord lorsqu'on examine des quartiers de taureau, c'est le reflet bleuâtre qui existe à la surface extérieure, principalement sur les cuisses, les épaules, là où les aponévroses assez épaisses ont les reflets brillants de la nacre.

Le taureau se reconnaît encore à la rotondité des cuisses, au développement énorme de l'encolure, à la largeur de l'aloyau et des gîtes, et, en général, à des muscles saillants qui semblent détachés les uns des autres.

La graisse est ordinairement blanche, sèche, peu répandue sur le dos, les côtes et la culotte. Le taureau manque en effet de couverture, contraste frappant avec le développement prononcé des muscles.

Pour terminer cette description, il nous faut jeter un coup d'œil sur la symphyse pubienne où la section du corps caverneux apparaît avec un volume double de celui du bœuf, sur le muscle ischio-caverneux, toujours très développé et d'un rouge brun, et sur la graisse des rognons d'un blanc légèrement rosé.

Quel que soit l'engraissement qu'on ait fait subir au taureau, sa viande n'est jamais persillée; elle a parfois une odeur *sui generis*. La fibre sectionnée est grossière et rugueuse aux doigts.

Bœuf. — Le bœuf se distingue du taureau par une conformation moins tranchée : la cuisse est moins volumineuse, moins rebondie, surtout du côté interne, l'encolure est plus grêle, l'épaule moins saillante (fig. 17).

Les muscles du bœuf paraissent moins en relief que ceux du taureau. Les aponévroses plus minces modifient peu la couleur des muscles sous-jacents.

La graisse, colorée diversement suivant les races
et la nourriture, est mieux répandue sur la surface
extérieure et dans la viande, qui se trouve ainsi
plus fine et moins foncée en couleur.

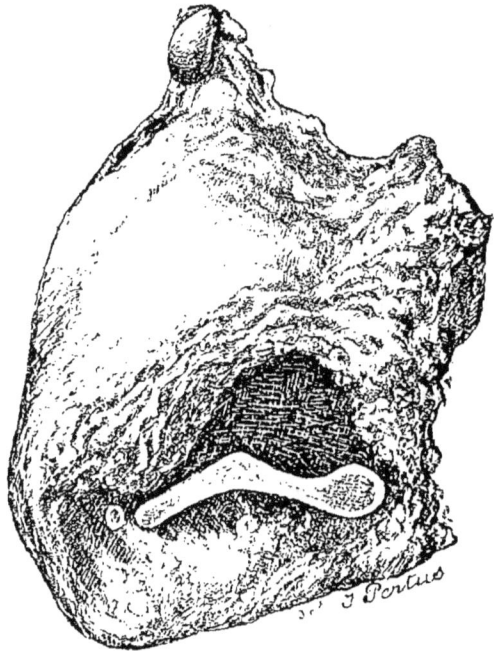

FIG. 17. -- Tende de tranche de Bœuf

A la coupe on sent, avec la pulpe des doigts,
que le grain de viande est moins grossier.

Si on regarde le plat de la cuisse, sur des quartiers séparés et fendus, on voit aussitôt que le
corps caverneux et son muscle suspenseur sont

atrophiés ; on constate en outre qu'il existe dans la région inguinale une graisse agglomérée, frisée, mamelonnée, désignée en boucherie sous le nom de *dessous de bœuf*. C'est par la disposi-

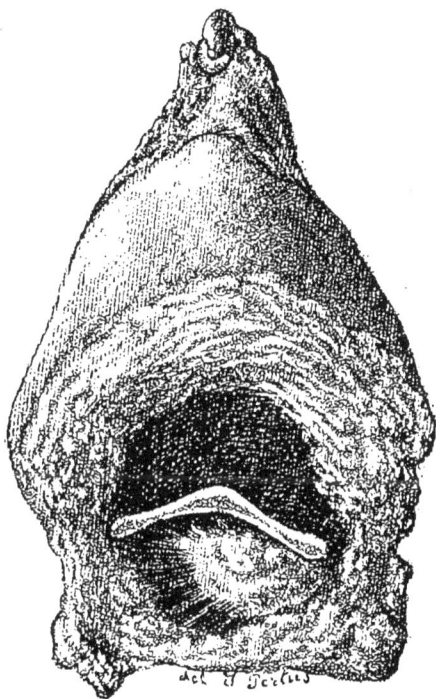

Fig. 18. — Tende de tranche de Vache

tion de cette graisse que le commerce détermine les sexes, sur la viande à la cheville ou à l'étal.

Vache. — La vache sacrifiée et habillée se différencie du mâle par des épaules et des côtes

plates, des jambes grêles, une poitrine vaste, une
encolure mince. Les muscles lombaires sont
moins développés et comme en creux ; la cavité
du bassin est large. La section médiane des muscles courts adducteurs de la cuisse paraît plus
grande par suite de l'absence d'aponévrose et des
attributs du mâle. Un regard jeté sur les figures
17 et 18 permet de constater les différences capi-
tales qui existent entre les deux quasis [1].

Comparant en outre la région inguinale du
bœuf avec celle de la vache, on voit que chez
cette dernière il existe en cet endroit une graisse
plus lisse et une excavation très marquée, faite par
le boucher lors de l'enlèvement des mamelles.

Il est bon de savoir que les garçons bouchers des
abattoirs s'amusent quelquefois à arranger cette
graisse des *dessous* de manière à tromper même
les acheteurs compétents.

Nous laisserons de côté les caractères que certains connaisseurs veulent établir à la palpation du
grain de viande ; ils nous paraissent trop problé-
matiques pour que nous y prêtions intérêt.

Pour nous donc, s'il est simple de différencier

---

[1] Le *quasi* est le bord de la symphyse pubienne. D'après
M. Morot, de Troyes, *quasi* vient de *quassus* (fendu, brisé),
du verbe latin *quatio*.

la viande de vache de celle du bœuf, lorsqu'on a devant soi les quartiers ou seulement la cuisse, il n'en est plus de même si on a à juger de faibles morceaux de viande.

Mouton. — Le mouton a la viande foncée et la graisse blanche, répandue en couverture et autour des rognons.

Lorsqu'il est *antenais*, sa chair est moins colorée; agneau, elle est encore plus pâle.

La graisse ne filtre jamais dans l'épaisseur des muscles; il n'y a donc point de persillé. Le peaucier est ordinairement très coloré ; il dessine sur le dos des lignes ou zébrures très appréciées par le commerce.

Pour distinguer le mouton de la brebis, il suffit de regarder la région du scrotum : chez les mâles, les testicules atrophiés (marrons) sont souvent présents, au milieu d'un amas lobulé de graisse caractéristique; le pénis est toujours conservé. Chez les femelles, la graisse de la région inguinale est lisse, non lobulée.

Les agneaux mis en vente sur nos marchés possèdent la fressure (poumon, cœur, foie et rate) attenant par son lien naturel, la trachée. Les parois abdominales sont recouvertes de l'épiploon.

Chèvre. — La chèvre porte sa graisse à l'intérieur, agglomérée surtout autour des rognons. Il faut examiner des animaux nourris exclusivement en vue de la boucherie pour trouver de la graisse en couverture.

La conformation de la chèvre diffère notablement de celle du mouton. Elle a les jambes de derrière plus longues, les extrémités plus déliées et le gigot plus droit. Sa poitrine est haute (1/4 de plus de profondeur que celle du mouton), le thorax est aplati d'un côté à l'autre. Les apophyses épineuses des vertèbres dorsales sont saillantes, le cou est long et grêle.

Lorsque la queue est restée entière après le sacrifice, on voit qu'elle est courte et déprimée.

Le panicule charnu est d'une intensité de couleur remarquable, même chez les sujets maigres ; il permet de différencier à distance certaines races de mouton d'Algérie dont la conformation est un peu celle de la chèvre.

D'un tempérament nervoso-sanguin, les muscles de la chèvre sont très rouges, couleur qui contraste singulièrement avec son état de maigreur et d'émaciation.

Chevreaux. — A l'instar de l'agneau, le chevreau est présenté à la vente enveloppé de l'épiploon ; sa conformation est celle de la chèvre.

Porc. — La viande de porc est rosée, entourée d'une graisse épaisse, ferme, et qu'on nomme *lard*. De même que chez le cheval, la cavité abdominale est tapissée d'une couche de graisse appelée *panne*.

Le porc est échaudé ou brûlé : dans le premier cas, une fois saigné, il est arrosé d'eau bouillante ; c'est le procédé suivi dans la province, où l'on consomme le lard avec la couenne plus blanche et dépourvue de soie ; dans le second, on le flambe à la paille ; ce mode est adopté à Paris, qui veut un lard ferme et de conserve.

Cuite en rôti, la viande de porc se distingue peu de celle de veau avec laquelle certaines personnes la confondent souvent. Néanmoins, si l'on tient compte de la forme des os, surtout des épiphyses non soudées chez le veau, de l'état des cartilages et de la graisse, enfin de la mâche et de la saveur, on voit que des différences notables partagent ces deux viandes (fig. 19).

Lorsqu'un porc est dépouillé de son lard en vue d'utiliser sa peau pour l'industrie, si surtout il est privé de sa panne, si encore sa surface extérieure a été desséchée à l'air, il peut se faire qu'à première vue il y ait une certaine hésitation à déterminer l'espèce. Mais, si on regarde le peu de longueur du cou, la symphyse pelvienne, qui est petite et droite, tandis que celle du veau est arquée et volumineuse (fig. 20), la forme et l'ouverture du bassin, l'étroitesse des côtes, le peu de longueur des membres, on arrive

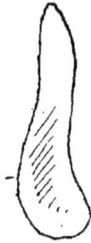

FIG. 19. — Section de la symphyse pubienne d'un porc accroché par la cuisse droite.

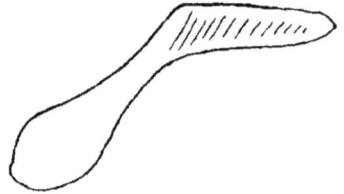

FIG. 20. — Section de la symphyse pubienne d'un veau accroché par la cuisse gauche.

aussitôt à établir que la confusion entre ces deux viandes en quartiers est impossible.

Sur de faibles morceaux de muscle, dépourvus d'os et de graisse, on reconnaîtra le porc à la friabilité extraordinaire de ses fibres qui se déchirent avec facilité ; la viande de veau au contraire est plus résistante, elle est également plus sèche.

§ 6. — Distinction des viandes par qualités

A. QUALITÉS DU BŒUF, DE LA VACHE ET DU TAU-
REAU. — *Bœuf*. — La plupart des auteurs qui se
sont occupés de l'inspection des viandes ont essayé
d'établir, dans la viande de boucherie, une distinction par qualités. Dans la mercuriale de tous les
marchés, cette division subsiste encore, de même
que dans tous les cahiers des charges des adminis-
trations publiques, des hôpitaux, des lycées, des
collèges et de l'armée ; il est donc nécessaire que
nous donnions ici les moyens de reconnaître les
trois qualités admises aujourd'hui plutôt théori-
quement que pratiquement.

Ce n'est certainement pas chose facile que d'assigner une ligne de démarcation tranchée entre
ces différentes nuances, et de dire où la première
qualité commence et où elle finit. Pour beaucoup
de marchands, c'est l'engraissement qui fait la première qualité ; pour d'autres, l'abondance de la

graisse ne suffit pas, il faut y joindre l'influence de la race et de la nourriture ; l'âge doit être également pris en considération si on veut placer au premier rang un bœuf de boucherie. On voit donc qu'il est difficile de faire ou de suivre la division indiquée dans tous les livres.

Nous limitant donc, nous étudierons les points principaux de la question qui peuvent, encore de nos jours, servir de base à la distinction des qualités chez le bœuf, et qui sont : la *graisse*, le *grain de viande*, le *persillé*, le *jus*, la *couleur de viande*, le *volume des muscles*, l'*âge*.

La graisse. — La graisse intérieure, utilisée pour la fonte, porte le nom de suif ; celle extérieure est dite graisse de couverture : elle est bonne à manger ; cette dernière apparaîtra avec toutes ses qualités sur les sujets parvenus à l'engraissement extrême, au *fin gras*. La graisse de couverture sera dite *frisée, ondulée,* lorsqu'après le refroidissement elle formera des rides plus ou moins nombreuses sur le dos et les côtes. Son épaisseur variable, sa disposition dans certains points, son défaut de fermeté établiront des nuances de qualité.

On dira le bœuf *grappé,* si la graisse intérieure s'accuse par des amas en relief sur les plèvres costales.

La graisse diffère notablement de couleur suivant les espèces, les races, l'âge, le sexe et le mode de nourriture.

D'une teinte jaune particulière chez les bœufs nourris à l'herbage, tels que les Normands et les Nivernais, elle prend au contraire une teinte rosée chez ceux qui sont engraissés en stabulation permanente. La couleur de graisse qui plaît le mieux à l'œil est celle qui se rapproche de la teinte du beurre frais.

Assez souvent on rencontre des bœufs de première qualité dont la graisse est fortement colorée en jaune ; cette teinte un peu ictérique pénètre même dans les muscles auxquels elle donne un aspect d'un rouge ocreux ; le tissu spongieux des os est, dans ce cas, teinté en jaune. Le commerce attribue cette coloration spéciale à l'alimentation dans certains herbages ou même à l'usage des tourteaux, et prise moins ces animaux dont la vente est toujours difficile.

Nous nous souvenons d'avoir vu une vache primée au concours d'animaux gras de boucherie, dont la graisse était d'un jaune safran très intense. L'acheteur qui l'avait fait sacrifier à l'abattoir de la Villette ne put faire étalage avec les quartiers.

Sur des sujets très maigres, notamment chez la

vache, la teinte jaune de la graisse caractérise la vieillesse et l'usure.

Chez le taureau, la graisse est blanche.

Le grain de viande. — Le grain de viande est formé par les faisceaux musculaires ; ils se traduisent, après une incision transversale, par de petits cubes plus ou moins volumineux, plus ou moins saillants.

Le grain est *fin* quand le toucher ne perçoit aucune aspérité sur la coupe d'un morceau ; on dit alors que la viande se *coupe bien*.

Le grain est grossier et l'animal est *rufle* dans sa chair. Cette expression sert surtout à caractériser la viande dure, un peu pâle et sans jus, celle d'animaux jeunes.

On dit que l'animal est *vert* lorsque la graisse n'a pas pénétré dans l'épaisseur des muscles et que le persillé est absent.

Ce mot caractérise encore l'insuffisance de l'engraissement.

Le persillé. — La coupe de la viande permet de voir si la coloration est uniforme, si la viande renferme du jus ; elle permet surtout de se rendre compte de la répartition de la graisse.

Lorsque la graisse pénètre dans tous les muscles, qu'elle s'amasse autour des fibres pour former des filons, des veines se dessinant en marbrures blanchâtres, on dit que la viande est persillée.

Le persillé n'existe pas dans toutes les races bovines ; il manque chez le Normand, dont la viande, d'un beau rouge, est parsemée çà et là d'ilots de graisse plus ou moins volumineux. Il fait totalement défaut chez le porc et le mouton.

Chez le porc cependant, il y a parfois un certain degré d'infiltration graisseuse constituant plutôt le marbré que le persillé.

Caractérisant l'engraissement extrême, le persillé est apprécié par les bouchers, lors de leurs achats, sur la coupe transversale de l'attache supérieure du grand dentelé de l'épaule, *la pièce parée*, ou encore le *talon de collier*.

Le jus. — A l'incision de la bonne viande, on voit suinter, peu d'instants après la section, une petite quantité de jus de couleur rouge vif.

Ce liquide est ordinairement alcalin ; il appartient à la viande de choix dont la saveur et la mâche sont hautement appréciées des gourmets.

Nous avons dit plus haut que son absence rendait la viande d'animaux jeunes sèche et sans goût.

Le jus abondant que laissent échapper certaines viandes est un indice d'une alimentation grossière

par les pulpes ou les drèches. Exposées trop longtemps à l'étal, ces viandes se vident et n'ont plus de
saveur.

La couleur. — La couleur de la viande influe
notablement sur sa qualité. Sur le bœuf, l'incision
faite dans le muscle de l'animal fraîchement abattu
donne une coloration d'un rouge violacé ; après
raffermissement des chairs, la coloration d'un
rouge brun passe, en très peu de temps, au rouge
vif. Cette belle couleur se ternit ensuite peu à peu
pour devenir finalement d'un brun foncé, souvent
même très noire.

Les bouchers savent tirer parti de cette sorte
d'oxydation de la viande, en coupant quelques instants à l'avance les pièces servant à faire étalage
ou les morceaux qu'on porte à domicile.

Les jeunes bœufs, de deux à trois ans, fournissent une viande pâle ; le taureau a une chair plus
brune.

Une alimentation grossière, comme celle qui est
produite par les farines, les pulpes de betteraves,
et les résidus des distilleries, donne souvent une
viande d'un aspect terne que le commerce caractérise en disant que la fibre n'est pas *claire*.

Le sacrifice hâtif, avant le repos des animaux à
l'étable, l'imperfection de la saignée, la réplétion

des gros réservoirs gastriques modifient sensi-
blement encore la teinte de la viande : elle devient
trouble, au dire des gens du métier.

Il est bon de savoir que la viande de bœuf, de
même que celle de porc, offre normalement des
décolorations locales qui ne diminuent en rien sa
qualité.

Sur le bœuf, le *tende de tranche* ou *région
crurale interne*, le *rond de la semelle*, ou *demi-
tendineux*, quelques *fléchisseurs de la jambe*, ont
les fibres moins colorées que celles des régions
voisines. On voit également que l'*ilio-spinal* du porc
est très pâle et qu'il se délimite nettement sur une
coupe transversale de la région lombaire. Cette
différence de coloration des muscles est attribuée
par les physiologistes à la différence de fonction-
nement.

Le volume des muscles. — Dans l'appréciation
de la qualité, il faut tenir compte également du
volume des muscles. Tous les animaux qu'on sacrifie aux abattoirs ne sont pas parfaits dans leur
ensemble. De même qu'il est rare de trouver un
modèle accompli en son entier, un Apollon du Bel-
védère, en un mot, de même il est difficile de ren-
contrer une bête de boucherie réalisant l'idéal de
l'acheteur.

Si bien améliorées que soient nos races, quel
que soit leur état de graisse, il existe toujours des
régions défectueuses que le boucher acheteur ne
manque pas de signaler au vendeur dans le but de
déprécier la marchandise et d'en faire baisser le prix.

Pour obvier à ces critiques, le commerçant en
gros introduit de l'air dans les parties laissant à
désirer au point de vue de la conformation, il pare
sa marchandise de façon à augmenter le volume
soit de la cuisse, s'il y a émaciation, soit des
trains de côtes ou des aloyaux, si les sujets ont
ces régions trop en creux.

Aujourd'hui le soufflage n'existe plus pour les
bœufs et les moutons, seuls les animaux maigres
sont soufflés à l'extrême. L'insufflation outrée
constitue alors, pour un œil peu exercé, le gras,
la beauté et souvent la qualité des vaches étiques.
La main appuyée sur la surface extérieure des
quartiers de viande fait immédiatement reconnaître
l'intensité du soufflage : le tissu cellulaire dis-
tendu à l'excès résonne en effet comme la peau d'un
tambour.

On maintient néanmoins le soufflage pour l'habillage du veau, dans le but de lui donner un
aspect extérieur d'un blanc éclatant, tel enfin que
désire le voir le commerce.

Lorsque les régions dorso-lombaires et fessières sont légèrement émaciées, on dit le bœuf
écart de viande. On se sert aussi du mot *placard*
quand les muscles de l'épaule et de la cuisse sont
peu saillants, quand surtout la côte est dépourvue de viande.

Certaines vaches enfin sont dénommées *ribaudes*,
taurellières, *taures*, qui ont les muscles très en
relief et détachés comme ceux du taureau.

L'âge. — Les animaux trop jeunes, sacrifiés à
deux ans par exemple, donnent une viande *peu
faite*, peu colorée ; à trois ans, la viande acquiert
déjà de la finesse, mais ce n'est guère qu'à l'âge
de quatre ans que la fibre musculaire possède
toute sa saveur. Elle laisse alors écouler un jus
rose qu'on a plaisir à trouver à la section d'une
bonne entre-côte cuite à point.

A mesure que les animaux avancent en âge, la
viande se pénètre davantage de graisse, tout en
devenant plus ferme. Elle est enfin coriace lorsqu'elle provient de vaches vieilles et épuisées, ou
de bœufs usés par le travail. Les *tireurs de
bateaux* et les vaches laitières en sont des exemples
frappants.

Détermination des trois qualités. — Ces considérations admises, nous placerons dans la pre-

mière qualité un bœuf qui aura la viande ferme
au toucher, les rognons de graisse volumineux,
une graisse en couverture bien répartie sur toute
la surface du corps et d'égale épaisseur, le *grain
fin* et le *persillé*, selon la race. Ces indications
seules nous toucheront si nous voulons simplement juger de l'état d'engraissement du sujet;
mais, si nous regardons un animal entier sur les
pentes, et s'il nous faut donner notre appréciation
sur sa qualité véritable, nous nous inquiéterons
alors de connaître sa race, son sexe, son âge,
et nous passerons en revue l'état de sa graisse.

Cela est tellement vrai que, si nous examinons
les bœufs maraîchins, les marchois, de même les
moutons russes, africains, italiens, ou des bords
du Danube, nous pourrons, s'ils sont engraissés
convenablement, les classer dans la première qualité, en n'examinant, comme nous l'avons dit plus
haut, que l'état de la graisse ; mais, si nous pous-
sons plus loin les investigations, nous trouverons
que ces animaux, quoique gras, sont peu considérés du commerce et vendus, pour ces raisons,
à des prix inférieurs.

Le point le plus difficile en matière d'expertise est
donc de savoir si la viande de bœuf a bien la qualité exigée par les clauses d'un cahier de charges.

Sans nous attacher à reconnaître toutes les causes nombreuses qui motivent la qualité, et que les hommes du métier peuvent seuls apprécier, nous dirons simplement que c'est à la quantité de graisse ferme qu'on est à même de bien juger si l'animal est de bonne ou mauvaise qualité. Nous conseillerons donc de rechercher cet élément, afin de savoir comment il est déposé dans la viande et sur la viande.

La graisse de couverture ou externe sera facilement constatée à l'inspection des régions dorsales et costales; la graisse interne ou suif sera examinée soit au bassin, soit autour des reins, où elle abonde chez les sujets de première qualité [1].

La moelle des os longs sera ferme, solide, d'un blanc jaunâtre ou très légèrement rose.

La génisse et même la vache jeune peuvent, engraissées à point, entrer dans la première qualité.

Nous sommes hautement partisan de ne faire aucune distinction entre le bœuf et la vache, dès l'instant que cette dernière est jeune et convenablement engraissée. Le préjugé ne doit exister à notre avis que pour les bêtes maigres, vieilles et usées.

---

[1] La viande grasse est très nutritive ; elle ne contient que 30 ou 40 0/0 d'eau, tandis que la maigre en contient 60 0/0, c'est-à-dire un tiers en moins de principes nutritifs.

Seul, le taureau est placé dans un groupe à
part, malgré son jeune âge et un état de graisse
satisfaisant. A ce sujet, il est bon de faire remarquer que les taureaux ne sont plus employés
comme reproducteurs, jusqu'à un âge fort avancé :
ils sont sacrifiés de meilleure heure, à trois ans
environ, et donnent alors une viande moins dure
et plus sapide.

Quoi qu'il en soit, la viande de taureau peut être
exclue d'une fourniture à cause de la dureté de
ses muscles. En effet, la viande provenant de cet
animal, peu préparé pour la boucherie, est
coriace ; on ne peut faire de bons rôtis avec elle ;
bouillie, elle est encore passable, mais donne un
bouillon sans saveur. Rôtie, elle ne vaut rien : un
bifteck de taureau serait très dur à manger, si, au
préalable, le boucher ne le martelait fortement
avec le plat de son couperet. Par ce moyen, les
fibres déchirées, écrasées, résistent moins à la
dent.

La première qualité, ainsi que la deuxième et la
troisième, se subdivise en trois autres catégories. On dit, par exemple, première qualité, *première sorte, deuxième sorte, troisième sorte* ou
première première, etc... Ces nuances intermédiaires dans chaque qualité sont assez difficiles à

établir : elles ne précisent pas un choix rigou-
reux.

Nous mettrons dans la deuxième qualité les
bœufs qui auront moins de graisse en couverture
et autour des rognons qui, comme disent les
commerçants, seront plus *verts*. Ce mot, par analogie au fruit, sert à désigner un animal qui n'est
pas arrivé à maturité, et dont la graisse de couverture n'existe pas en égale épaisseur sur toute
la surface du corps. Elle peut aussi manquer par
place ; dans cet état, le grain de la viande est
rufle et la coupe laisse voir la fibre pâle, sèche et
sans jus.

Dans la troisième enfin seront compris les animaux ayant peu ou point de couverture, peu de
graisse dans le bassin et sur la *fente*, c'est-à-dire
autour des apophyses épineuses des vertèbres ; en
général, on ne trouvera pas dans cette qualité
d'infiltrations graisseuses inter-fibrillaires.

L'émaciation musculaire pourra être également
constatée sur le sujet d'un certain âge.

B. QUALITÉS DU VEAU. — L'appréciation des
qualités du veau sera plus facile à faire, car le
commerce prend pour premier type de son choix
l'animal jeune, âgé de trois mois environ, nourri avec
du lait et des œufs, et qui présente une viande

d'un blanc rosé et une graisse, bien répartie, d'un
blanc de satin.

Le rognon de graisse est toujours compact et
volumineux.

On confond souvent à l'étal la graisse de veau
et celle de mouton. Sur des graisses d'égale blancheur, il faut en écraser un morceau entre les
doigts pour savoir que celle de mouton est sèche,
farineuse, adhérente à la peau, tandis que celle
du veau est onctueuse, lisse, fondant pour ainsi
dire à la pression, au point qu'il ne reste bientôt
plus qu'une couche huileuse entre le pouce et
l'index.

Le veau de première qualité est désigné sous
le nom de *Vert de blanc*, lorsque le boucher veut
caractériser la chair d'extrême blancheur, anémiée,
pour ainsi dire, par une nourriture spéciale. Sur la
coupe, en effet, la viande apparaît avec des reflets
brillants d'un vert très pâle, à peine teinté, justi-
fiant ainsi l'appellation du commerce.

On dit que le veau est *failli* lorsque, atteint d'anémie aiguë, il a été sacrifié mourant sur la litière :
sa chair est alors pâle, terne, sans aucun brillant ;
souvent même, il y a des lividités musculaires et
des infiltrations du tissu cellulaire.

La deuxième qualité est représentée par des

veaux moins blancs, à graisse rosée, et dont la chair plus foncée en couleur se rapproche davantage de celle du porc.

Le rognon de graisse diminue ici d'épaisseur, des vides nombreux se creusent, recouverts du péritoine et formant vitre ; on dit alors que le rognon est *vitré*. Cette expression journellement employée sert à caractériser des veaux qui n'ont pas été engraissés convenablement ; elle indique surtout qu'il y a eu arrêt dans le régime alimentaire.

Lorsque ces jeunes sujets sont entrés dans les transactions commerciales depuis plusieurs jours, qu'ils se sont impatientés en chemin de fer, marchés, bouveries, que la nourriture n'a pu leur être donnée avec tous les soins désirables, on reconnaît à l'autopsie que la graisse est rouge et comme injectée.

Le veau qui beugle longtemps, réclamant à boire, *tombe* à l'abattoir avec une viande foncée et une graisse terne.

Le veau de boucherie, il est bon de le dire, ne sait pas boire, il faut le nourrir à la bouteille, avec une eau farineuse, du lait, etc., ou au baquet en y trempant au préalable le doigt. Tarde-t-on à lui procurer cette nourriture, ou bien ne peut-on la lui donner pour des raisons qui tiennent aux difficultés· de son transport du lieu d'élevage au point d'abatage, l'animal dépérit ; il fond, il mange, en un mot, la graisse de ses rognons.

La troisième qualité comprendra les animaux à chair foncée, avec la graisse peu abondante et grise, résultat d'une nourriture herbacée.

Sur les veaux trop jeunes, la graisse est grise et sale, la chair est gélatineuse. Les rognons sont d'un brun verdâtre ou encore violacé. Les os longs, incisés, montrent une moelle rouge, sanguinolente, boueuse, semblable à la moelle fœtale.

Dans les adjudications à long terme, la viande de veau a rarement la qualité portée au cahier des charges. Cette viande constitue un aliment de luxe, que les soumissionnaires devraient payer très cher ; aussi fournissent-ils le plus souvent des sujets âgés, à chair foncée en couleur, faisant de mauvais rôtis.

Sans exiger que le veau soit bien blanc, avec une graisse satinée, on doit néanmoins demander que sa viande soit rosée, semblable à celle de porc. Dès l'instant qu'elle a l'aspect de celle de bœuf, on est certain d'avoir affaire à des animaux en transformation, insipides à manger.

C. QUALITÉS DU MOUTON. — Quant au mouton, il est difficile de lui assigner d'une manière exacte les trois divisions réglementaires ; aussi, nous bornerons-nous à dire que la première qualité dans cette espèce est reconnue non seulement à l'état de la graisse, mais encore à la coloration plus ou moins grande de la chair et du panicule charnu.

Lá forme du gigot, qui doit être court et rebondi, l'épaisseur et la largeur des lombes, les zébrures plus ou moins accentuées que forme sur le dos le panicule charnu et que, par analogie avec le maquereau, le commerce appelle *maquereautées*, le sexe, le mode de castration sont autant d'indices qu'il ne faut pas négliger de passer en revue lorsqu'on veut établir chez le mouton une division par qualités.

De nos jours, notre marché est encombré de moutons très gras, trop gras même pour qu'ils soient considérés ; — on dit alors qu'ils sont *plombés*. La viande qu'ils fournissent est classée dans la deuxième qualité.

Dans la troisième enfin nous placerons les moutons maigres, cachectiques, à viande pâle et mouillée, dont le dos ne présente plus de zébrures caractéristiques. Le peaucier est à peine coloré; l'émaciation est visible dans les régions de choix, — gigots, côtelettes, épaules.

Nous ferons figurer également dans cette divi-

sion la brebis âgée, d'un prix toujours inférieur
sur nos marchés, et le bélier. Quelques-uns veulent
y placer aussi le mouton africain, à large queue,
peu amélioré, et dont la viande a toujours un goût
désagréable de suint.

Prés Salés. — « Les Prés Salés sont des moutons élevés et nourris sur les bords de la mer,
dans un rayon de deux à trois lieues du rivage
même [1] ».

Les Prés Salés ne sont pas toujours envoyés
entiers à Paris. La Normandie garde le *casque* ou
la partie antérieure de l'animal, pour n'expédier
que les gigots et les filets.

Les envois du Calvados se distinguent par deux
incisions linéaires, de deux centimètres environ,
faites sur la selle dans le but de rupturer les
attaches supérieures du *long vaste* et de faire
paraître ainsi les gigots et les reins plus larges.

La graisse est d'une blancheur immaculée ; la
viande pourvue d'un grain très fin a une belle
couleur, son arome et sa saveur sont exquis.

Ces signes ne suffisent pas, on le conçoit, pour
les reconnaître sur les marchés; aussi les moutons
dits *Prés Salés* sont-ils vendus très cher dans des

---

[1] Pion, *Étude sur les Prés Salés.*

maisons de confiance où des certificats d'origine peuvent être montrés.

Agneaux. — Sont considérés comme tels les moutons qui n'ont pas dépassé la première année. Leur viande est blanche, un peu flasque, d'une tendreté exagérée, et dépourvue de jus.

D. QUALITÉS DU PORC. — Sur les porcs, l'abondance du lard, sa fermeté, sa blancheur et son onctuosité, la couleur légèrement rosée de la viande indiquent la première qualité. Néanmoins, dans les villes, un porc peut être classé dans ce rang élevé bien qu'ayant peu de lard.

Les autres catégories offrent des signes opposés avec une gradation plus ou moins descendante. Le lard a-t-il une légère teinte grise, jaune ou rosée, la viande se fonce-t-elle en couleur, que le porc doit descendre d'un ou de plusieurs degrés.

Dans la troisième qualité sont placés les sujets mal nourris, engraissés sur le rivage avec des poissons avariés, ou bien élevés dans nos grands centres avec les résidus fermentés des casernes, des hôpitaux, ou les débris d'équarrissage.

La viande qu'offre ces porcs est blafarde, humide, cachectique, et comme fondue en eau. Le lard participe de l'état général ; il est spongieux et pour ainsi dire infiltré.

§ 7. — Cahier des charges pour les fournitures de viandes

Expert de divers établissements, nous avons pu nous convaincre de l'importance qu'il y avait de rédiger d'une manière claire et précise les articles concernant la livraison des viandes.

Il est indispensable, en effet, d'indiquer le degré de qualité qu'on exigera de chaque animal. Inscrire simplement que la viande doit être de « bonne qualité », c'est se servir d'une mention vague qui peut prêter à interprétations diverses. On doit écrire : la viande de bœuf sera de deuxième qualité ou encore de troisième qualité, etc.

Il sera bon, dans les fournitures d'animaux entiers, de mentionner qu'on exclut de la livraison le taureau et la brebis, si l'intention du rédacteur est de prononcer cet ostracisme.

Le poids minimum de l'animal pourra également

être fixé, ainsi que la limite d'âge. Par ce moyen, on exclura les sujets trop âgés.

L'indication du poids minimum pour les bœufs ou vaches fournis entiers a une importance dont on ne se rend généralement pas compte. Elle est fort appréciée, cependant, par la majorité des cuisiniers de tous les grands établissements, collèges, lycées, hospices, etc., qui arrivent très difficilement, avec un petit animal, au nombre de portions à distribuer et surtout à les présenter sous une belle apparence. C'est probablement pour cette raison qu'ils préfèrent que la fourniture soit faite, en grande partie, avec de la viande de taureau, les infractions au cahier des charges sur ce point étant les moindres de leurs soucis.

Les muscles de taureau éprouvent une moins grande déperdition de poids à la cuisson et, comme ils sont très épais, ils permettent de présenter des tranches volumineuses qui font bien sur l'assiette, sinon sous la dent des pensionnaires.

Lorsqu'il s'agira d'admettre dans la fourniture des pièces détachées, on devra employer les termes consacrés par l'usage.

Certaines de ces pièces ont une coupe toujours uniforme; d'autres, au contraire, sont susceptibles de plusieurs modifications, sans s'écarter des règles adoptées par le commerce en général. Dans ce dernier cas, on pourra, si on le désire, enlever la latitude laissée au fournisseur, en traçant soi-même les limites des morceaux à coupe variable.

§ 8. — Division de la viande de boucherie
par catégories

Outre les qualités que nous venons d'étudier, un peu trop sommairement peut-être, il existe encore une division par catégories, basée sur ce que la viande d'un même animal n'a pas partout la même valeur en principes succulents.

A l'époque où la taxe existait sur la viande vendue à Paris, on avait établi une cote qui fixait officiellement les prix de ces divers morceaux. Bien que, depuis la liberté de la boucherie, la taxe soit supprimée, les divisions subsistent encore de fait ; elles servent, de nos jours, dans l'établissement du prix de vente et dans la répartition des cours, lors de la rédaction de la mercuriale.

Dans la première catégorie sont rangés les muscles des régions fessières, ischio-tibiales, sus et sous-lombaires, sous le nom de *culotte, tranche grasse, tende de tranche, gite à la noix, aloyaux, filet ;* ce sont les muscles les plus épais, les mieux infiltrés de graisse, les plus pauvres en intersections tendineuses ; ils représentent environ 30 0/0 du poids net (Voir fig. 21).

La deuxième catégorie comprend les muscles de l'épaule et la région costale, c'est-à-dire le *paleron*, le *talon de collier*, le *train de côte*, la

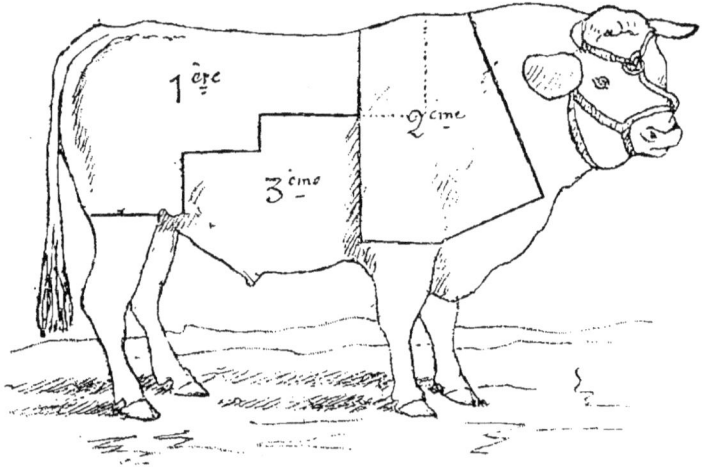

Fig. 21. — Division de la viande par catégories

bavette d'aloyau ; elle représente à peu près 25 0/0 du poids net.

De nos jours, le *train de côte* est placé dans la première catégorie, question de mode.

Enfin, dans la troisième catégorie sont rangés les muscles du cou et de la tête, les muscles abdominaux, la partie inférieure des membres, sous le nom de *collier*, *poitrine* ou *pis de bœuf*, *surlonge*, *gîtes de devant* et *de derrière*. Ces régions, formées en partie par des plans aponévrotiques ou des extrémités tendineuses, constituent 40 0/0 du poids net (Bouley et Nocard).

Cette classification est basée sur la tendreté de la viande ou le goût des morceaux au palais, car les analyses faites sur les viandes de bœuf, de veau, de mouton et de porc, en prenant les divers morceaux du même animal, ont démontré que la valeur marchande de certaines pièces de choix, comme le filet par exemple, n'était pas justifiée par leur richesse en principes nutritifs.

Nous n'analyserons pas, comme l'auteur de la *Physiologie du goût*, les morceaux qui sont les plus estimés de la boucherie, ni les meilleurs modes de préparations culinaires, nous ferons seulement remarquer que le bœuf possède intérieurement une graisse qui porte le nom de suif, utilisée uniquement pour la fonte, tandis que celle du dehors est bonne à manger et n'a aucun mauvais goût. Nous dirons encore que tout est bon dans un bœuf jeune convenablement engraissé et de race choisie. C'est ainsi que les muscles du bœuf les moins recherchés d'habitude deviennent dans ces circonstances des morceaux sou-

vent appréciés. Néanmoins, certaines régions se
recommandent spécialement et ont, pour les gourmets, plus de valeur que d'autres. Ainsi le *rumsteck*, formé par les muscles fessiers, est une pièce
très prisée, qui fournit une viande tendre et savoureuse après un rôtissage bien compris, et conte-
nant le plus de jus.

L'entre-côte vient ensuite ; quoique trop grasse
dans certains bœufs, sa noix forme toujours un
rôti succulent.

Le filet est tendre à manger, mais trop sec et
sans goût. Sa renommée a été faite plutôt avec
le madère et les champignons que par sa propre
substance. Le faux-filet, qui contient beaucoup
plus de sucs que le filet, sert de nos jours à faire
les nombreux biftecks que nos habitudes culinaires ont rendu obligatoires dans les grands
centres. On dédaigne un peu trop le vulgaire
pot-au-feu de nos pères, ou du moins on n'a plus
le temps de le faire ni de le surveiller ; on mange
comme on vit, c'est-à-dire avec rapidité, à la
vapeur, sans songer aux maladies gastro-intesti-
nales qu'un pareil régime est susceptible d'occa-
sionner, sans penser que ce choix particulier de
gigots, de biftecks et de côtelettes doit être cause
en partie du maintien de la cherté de la viande.

§ 9. — Coupe du bœuf de boucherie suivant le mode adopté à Paris

I. — Coupe du demi-bœuf (fig. 22)

A. Crosse.
B. Jambe (gîte de derrière).
C. Globe.
D. Culotte.
E. Aloyau, composé du filet, du contre-filet et du rumsteck.
F. Train de côte entier.
G. Surlonge.
H. Plat de côte découvert.
I. Plat de côte couvert.
J. Bavette.
K. Pointe de flanchet.
L. Paillasse.
M. Milieu de tendron.
N. Milieu de poitrine.
O. Gros bout.

Le globe C se divise en trois régions de choix :
le *tende de tranche* (fig. 17), la *semelle* ou *gîte à la noix* et la *tranche grasse.*

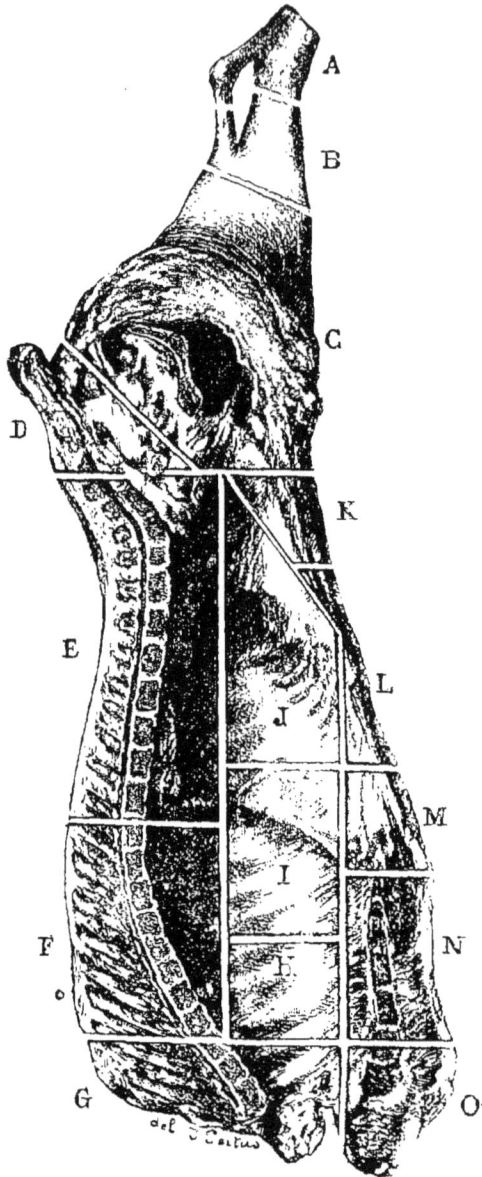

Fig. 22. — Coupe du demi-bœuf

II. — Coupe de l'épaule (face externe, fig. 23)

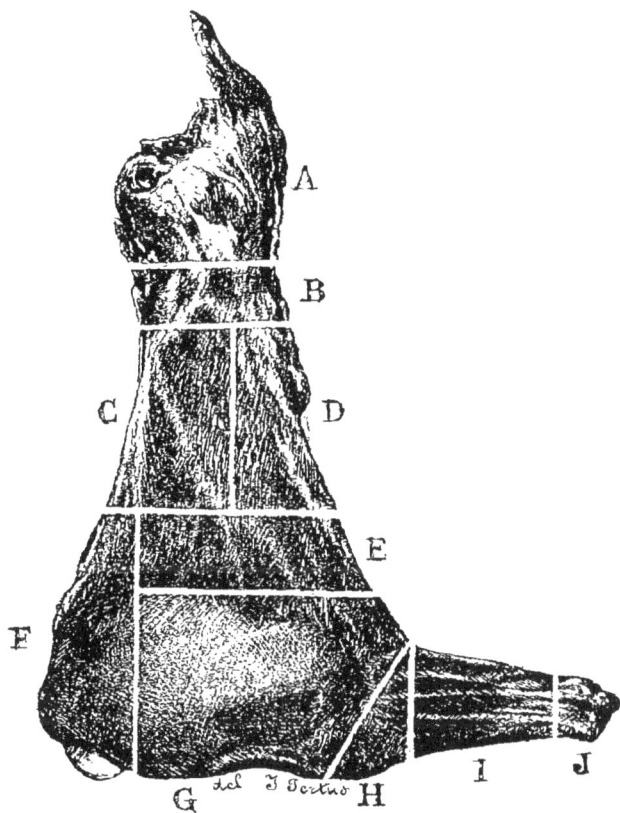

FIG. 23. — Coupe de l'épaule

A. Joue.
B. Salière.
C. Veine maigre, collier.
D. Veine grasse,   —
E. Jumeaux.
F. Derrière de paleron.

G.   Macreuse.
H.   Charolaise.
I.   Jambe (gîte de devant).
J.   Crosse.

Le *talon de collier* est la région située à la face interne du *derrière du paleron*.

Il faut encore citer les piliers du diaphragme qui portent le nom d'*onglet* et la portion charnue de ce muscle qu'on appelle *hampe*.

L'expression de *boîtes à moelle* sert à désigner des morceaux composés de sections transversales de l'humérus et des muscles qui l'entourent.

§ 10. — Parallèle entre la viande saine
et la viande malade

Pour bien apprécier les caractères présentés par les viandes des animaux malades, il est nécessaire de connaître ceux que fournissent les viandes provenant de bêtes sacrifiées en parfaite santé ; aussi conseillerons-nous aux personnes qui veulent s'occuper de cette question avec profit de fréquenter nos abattoirs.

Les viandes de boucherie sortant des mains des bouchers des grandes villes sont travaillées avec un soin extrême : l'assommement, la saignée, l'habillage, le dépeçage, tout est méthodique. Pratiquées suivant des règles spéciales, ces diverses opérations ne laissent pas que de donner aux quartiers de l'animal un aspect séduisant.

La division en deux parties de la colonne vertébrale est faite avec habileté, sans bavures pour ainsi dire ; toutes les taches extérieures de sang

ont été enlevées avec soin, soit par le couteau,
soit au moyen de linges blancs ; en un mot, on
reconnaît le travail de l'homme du métier.

Au contraire, si la viande provient d'un animal
sacrifié *in extremis*, ou d'une bête dont on aura
fait l'habillage *post mortem*, dans un champ, une
étable, il sera facile de reconnaître aussitôt qu'une
main inexpérimentée a présidé à la préparation
du sujet. Quand bien même encore un boucher
aurait été appelé au dernier moment, le travail
fait à la hâte, dans un lieu peu propice, ne ressemble en rien à celui pratiqué dans les abattoirs
ou dans une tuerie spéciale installée à cet effet.
L'incision de la saignée sera toujours irrégulière,
la section des vertèbres n'aura pas de netteté. De
plus, la surface de la viande sera tachée par le
sang. Enfin, on trouvera des lésions pathologiques
qu'on n'aura pas su enlever [1].

Chez une bête saine, quelle qu'elle soit, le tissu
cellulaire sous-cutané devra être d'une grande
blancheur, la graisse de couverture ferme, de couleur blanc rosé ou légèrement jaunâtre, la graisse
du rognon ou suif de même nuance et sans injec-

---

[1] *Manuel de l'inspecteur des viandes*. 2e édition, livre VI.
Les odeurs, les couleurs et la consistance des viandes, dans
l'état sain et dans l'état de maladie.

tion. L'aspect extérieur sera exempt d'ecchymoses, d'arborisations vasculaires et d'infiltrations. Les muscles peauciers seront d'un rouge intense chez les animaux adultes, en rapport avec la coloration normale des muscles. On les trouvera plus pâles, s'il s'agit d'animaux jeunes ou à viande blanche.

Le tissu musculaire, selon l'espèce ou l'âge, sera d'un beau rouge, ou d'un blanc rosé, de teinte généralement uniforme, il sera de plus ferme et exempt de sérosités.

Si la viande est très foncée en couleur, d'un brun presque noir, gommeuse et collante aux doigts, si la graisse est injectée, on peut conclure qu'elle provient d'animaux saignés dans le cours de maladies asphyxiques, ou d'une indigestion avec tympanisme, ou de la fièvre de fatigue.

Dans l'état de maladie, les viandes de boucherie dégagent une odeur type, appelée odeur de fièvre, que tout le monde connaît et qui ressemble à l'haleine des fébricitants.

L'état fébrile prolongé donne aux muscles une teinte gris terne, passant bien vite au contact de l'air à une coloration d'un rouge pâle, semblable à la chair du saumon, ou encore à la viande d'un rosbif cuit à point, d'où le nom de viande cuite donnée à la chair des animaux fiévreux.

Si on incise la viande fiévreuse, on voit que la coupe laisse transsuder une grande quantité de liquide.

Les viandes qui dégagent une odeur de météorisation, excrémentitielle, pour nous servir du mot consacré, doivent être exclues de la consommation. Il en est de même des viandes à odeur urineuse, ammoniacale, dénotant l'empoisonnement urémique, des viandes à odeur de beurre rance, qui proviennent d'animaux atteints de charbon symptomatique ou sous le coup de la septicémie gangréneuse.

Enfin on doit refuser celles qui répandent des odeurs médicamenteuses (chloroforme, éther, acide phénique, asa fœtida).

Tout le monde connaît l'odeur putride qu'exhalent les viandes en décomposition ; il est trop facile de reconnaître cette altération, soit à la couleur des tissus, principalement de la graisse, soit à l'odeur nauséabonde qui s'en dégage, pour que nous insistions davantage.

Nous devons rappeler que ces viandes ainsi altérées sont dangereuses à consommer, à cause des ptomaïnes qu'elles peuvent renfermer.

Dans l'atrophie musculaire simple ou sénile,

les muscles sont encore d'un rouge vif et la graisse de couleur normale.

Dans l'atrophie cachectique, dans l'hydrohémie, la viande est pâle, imprégnée d'eau, et la graisse diffluente. Il en est de même dans la maigreur, l'étisie, le marasme, la consomption, et dans toutes les maladies par ralentissement de la nutrition. Ces divers états sont très communs chez la vache et le mouton, chez lequel la cachexie aqueuse fait de puissants ravages pendant la saison d'automne.

Le refus de la viande, on le conçoit, est ici de règle.

En général, il est bon de dire que, dans la maladie, les viandes, même de première qualité, sont molles, qu'elles n'ont jamais la fermeté ni la sécheresse des autres animaux sacrifiés en bonne santé ; la main qui les touche sait reconnaître le degré d'altération qu'elles peuvent renfermer.

Dans l'état de santé, les séreuses (plèvres et péritoine) sont complètement transparentes et laissent voir les beaux tons des muscles intercostaux internes et ceux de la paroi abdominale. L'intégrité des séreuses donne à peu près la certitude que les organes thoraciques et abdominaux sont sains ou, dans tous les cas, que leur état pathologique n'a pas eu de retentissement dans tout l'or-

ganisme. L'état pathologique intervient-il ? Elles
se ternissent aussitôt, deviennent blafardes, sales
et livides, ou bien elles subissent le phénomène
d'imbibition, et se recouvrent parfois de fausses
membranes et de tubercules.

Les os, de couleur blanc jaunâtre à l'état nor-
mal, sont quelquefois rougeâtres ou même plus
foncés dans les maladies inflammatoires.

La section de la colonne vertébrale, d'un rouge
vif ou rose sur les sujets sains, offre souvent des
tons sales et terreux lorsque la viande provient
de sujets fiévreux.

Les ouvertures des veines doivent être exsan-
gues ; leur état plus ou moins grand de réplétion
indique l'imperfection de la saignée ou encore le
sacrifice *in extremis.*

Les ganglions lymphatiques ou *noix* des bouchers ne peuvent être ni hypertrophiés, ni con-
gestionnés.

La graisse participe de l'état général : fluide
lorsque les animaux sont d'une extrême maigreur
ou cachectiques, elle est au contraire pulvéru-
lente, sans caractère onctueux, dans l'anémie.

C'est ordinairement au bassin, dans les inters-
tices des apophyses épineuses des vertèbres dorsales, qu'on juge bien de l'état de consistance de

la graisse. C'est surtout en sciant un os long qu'on peut immédiatement savoir si les animaux *ont leur moelle* ou ne l'ont pas : ferme et compacte à l'état sain, au point que le doigt ne peut l'entamer, la moelle des os devient de la consistance de l'huile dans les cas de marasme et de consomption où le refus est indiqué.

§ 11. — Conservation de la viande. — Viande
chaude. — Viande rassise. — Congélation. —
Salaisons.

Viande chaude. — Immédiatement après le
sacrifice, la viande est dite *chaude, pantelante;*
elle reste dans cet état de mollesse pendant un
temps assez long et ne se raffermit bien que
dix heures après la mort: elle perd alors de son
poids [1]. Cette limite dépassée, la rigidité cadavérique diminue insensiblement, puis la viande
devient rassise en conservant une certaine fermeté.

Viande rassise. — La viande du jour résiste
plus à la dent que celle de vingt-quatre ou de
trente-six heures. Quelques auteurs appellent *mor-
tification* le phénomène qui modifie ainsi la viande;
ils l'attribuent à la formation d'acide lactique qui
dissout la chaux des fibres musculaires, c'est en
réalité le début de la putréfaction.

[1] Après 24 heures de sacrifice, un bœuf perd par évaporation
6 kilos, un mouton 1 k. 500.

On sait qu'au contact de l'air sec, un morceau de viande se ternit et se fonce de plus en
plus; si le vent est humide, la viande poisse
et commence à répandre l'odeur de relent, qui
n'est à vraiment parler que le premier stade de
l'avarie.

En été, on peut examiner facilement des viandes
avariées, dont la graisse, les aponévroses, sont d'un
vert pré caractéristique, avec odeur putride mani-
feste.

Pendant les pluies et les brouillards, les viandes
restent molles; elles ont une couleur blafarde et
sont moins savoureuses.

Congélation. — En hiver, pendant les grands
froids, la viande se congèle quelquefois et acquiert
une grande raideur. Quand on la coupe, on voit
suinter, au bout de chaque fibre divisée, des gout-
telettes d'un liquide coloré; elle est, dans cet état,
plus réfractaire à la cuisson, et ne cesse de rendre
de l'eau.

Les viandes gelées conservent une belle couleur lorsqu'elles restent dans les chambres de
réfrigération. Quand elles ont subi le contact prolongé de l'air extérieur, elles deviennent ternes et
humides; si le temps est chaud, orageux, elles
sont sales et dégoûtantes et ressemblent à des piè-

ces anatomiques ayant macéré pendant plusieurs
jours dans l'eau.

Quoi qu'il en soit, les viandes gelées se putré-
fient difficilement; malgré le vilain aspect qu'elles
prennent par une longue exposition à l'air, elles
sont rendues pour ainsi dire inputrescibles, la
basse température qu'elles ont subi ayant détruit
les germes fermentescibles [1].

M. de Freycinet, dans un rapport qu'il adresse
au Président de la République, à la suite d'une
étude approfondie sur la viande congelée par une
Commission nommée le 30 juin 1889, sous la pré-
sidence de M. le sénateur Berthelot, s'exprime
ainsi :

« Il est acquis aujourd'hui que la viande congelée à une basse température peut, même après
une conservation de très longue durée, être subs-
tituée à la viande fraîchement débitée; qu'en cet
état, elle a toutes les propriétés de la viande ordi-

---

[1] D'après M. Maljean, médecin militaire, les viandes conge-
lées sont reconnues par l'examen microscopique; il suffit de
constater que les globules rouges ont perdu leur coloration.
Par contre, l'hémoglobine, chassée des globules, se dissout
dans le sérum, qui prend une teinte relativement foncée et qui
contient un grand nombre de cristaux irréguliers formés
par une matière colorante brune. (*Rev. scientifique*, 5 dé-
cembre 1891.)

naire, qu'il n'y a à redouter ni avaries, ni diffi-
cultés de service, ni répugnances chez le consommateur. Il est démontré, en outre, que les distri-
butions de cette viande peuvent se faire, même
sans précautions particulières, à des distances des
magasins frigorifiques répondant à des durées
de transport de deux jours à deux jours et demi,
par les plus grandes chaleurs ».

Les bouchers, les charcutiers, les tripiers, les
marchands de volailles, les restaurateurs ont dans
leurs maisons des glacières appelées *timbres* où ils
déposent, à l'époque des chaleurs, les pièces à
conserver.

Le commerce de la boucherie emploie, depuis
quelques années, un sel en poudre (borax ou
biborate de soude) qu'il répand au moyen d'un
soufflet sur les viandes de l'étal. Ce sel produit un
bon effet, il parchemine légèrement les surfaces
extérieures de la viande et empêche la fermentation.

Salaisons. — Les viandes, après avoir été impré-
gnées ou mieux frottées de sel et même de salpêtre
ou de sucre, sont portées à la cave dans des bai-
gnoires de pierre où elles sont immergées, pendant huit jours et plus, dans l'eau salée ; on les tire
du bain pour les laisser égoutter et les suspendre

au fumoir s'il y a lieu, c'est ce qui constitue la salaison humide [1].

Les salaisons sont dites sèches quand la viande (poitrines, bandes de lard) est frottée de sel, morceau par morceau, et comprimée ensuite avec des pavés ; au bout d'un certain temps de pression, le sel se dissout et le liquide constituant la saumure apparaît au fond du récipient.

Aujourd'hui la viande de porc est salée à la pompe, au moyen d'un trocart introduit dans l'intérieur des jambons, épaules, etc.

La viande de porc qui a séjourné trop longtemps dans la saumure a une teinte grisâtre, le salage convenable lui donne au contraire une coloration plus rouge.

En été, les salaisons qui manquent de sel s'altèrent rapidement et donnent à la sonde une odeur de piqué. De plus, sur une coupe exposée à l'air, elles offrent aussitôt une teinte qui passe du violet à la coloration verdâtre, avec odeur putride.

Les salaisons dont la salure est profonde (fully-

---

[1] La bonne saumure est faite avec du sel marin et du sucre ; actuellement, presque toutes les saumures du commerce contiennent du salpêtre dans des proportions plus ou moins grandes. Le sel de nitre rougit et durcit la viande tout en lui communiquant un goût âcre prononcé. Le sucre est préférable ; il donne aux salaisons une douce saveur.

cured) offrent des signes particuliers, typiques.

Elles sont fermes au toucher, semblables à de la viande cuite ; incisées, leur coupe est de couleur rosée, uniforme ; la sonde enfoncée dans les chairs donne une odeur franche, agréable.

Les viandes incomplètement salées peuvent présenter un bel aspect extérieurement, mais la pression du doigt dénote de suite de la mollesse ; la coupe en est humide, d'une couleur rouge, violacée. A un œil peu exercé cette coupe ferait supposer que cette viande est encore fraîche.

Sur des jambons ouverts par le milieu, le centre non salé tranche singulièrement sur la périphérie de salure plus complète.

Il existe souvent au pourtour des bandes de lard un ton jaunâtre résultat d'un commencement de rancité ; on rencontre aussi des lards altérés, puants, dont la consistance et la couleur sont celles du mastic. On en voit d'autres qui ont, par place, des teintes violettes témoignant d'une saumure tournée.

Les saucissons sains et de bonne qualité sont fermes et secs, lourds, d'une odeur agréable, rappelant les assaisonnements ou les épices qui entrent dans leur composition. Leur cassure est nette, leur coupe présente une belle couleur rouge s'il sont crus, une teinte plus pâle lorsqu'ils ont subi la cuisson.

Quand ces produits de la charcuterie s'altèrent, ils sont mous, leur odeur est aigre et leur couleur terne ; leur saveur est piquante, prenant à la gorge. Quelquefois ils sont plus altérés encore et complètement pourris.

Les altérations des saucissons peuvent être rapportées à trois types. La matière employée était bonne, mais il y a eu, par suite d'une mauvaise fabrication, introduction de l'air dans la masse et les agents conservateurs, sel, salpêtre, sucre, épices de toutes sortes, n'ont pu empêcher la fermentation. Ou bien la matière dont on a fait usage était primitivement altérée et la décomposition a continué à s'opérer au sein de la masse. Enfin les saucissons, s'ils sont trop vieux, se durcissent, se racornissent; il se forme, comme dans le gruyère, des trous par suite du retrait du hachis, et la momification apparait.

POSTFACE

L'homme est entouré d'ennemis innombrables, êtres microscopiques qui, inoffensifs dans les conditions ordinaires, deviennent dangereux quand ses forces viennent à baisser. Il est, par suite, nécessaire de rejeter de la consommation les viandes dépourvues de principes alibiles. Celles qui sont livrées au public doivent être pour lui une source effective de matériaux réparateurs, afin de maintenir une balance égale entre la destruction et la rénovation des éléments constitutifs de nos organes.

La viande subit des altérations diverses, les unes dues à la maladie, les autres occasionnées par les influences atmosphériques.

Si la cuisson complète de la viande peut, dans bien des cas, détruire les microbes, il n'en est pas de même des produits toxiques qu'ils élaborent.

D'après les expériences de Selmi et de Gautier, il est acquis que la matière putréfiée renferme des alcaloïdes toxiques et qu'il y a un danger réel à laisser consommer les viandes altérées. Ces alcaloïdes apparaissent un certain temps après l'abatage de l'animal, quarante heures après la mort, puis disparaissent après quelques jours ; il en résulte des accidents très différents, suivant le moment où la viande est mangée. Cela explique comment les piqûres anatomiques avec un cadavre récent sont plus dangereuses que celles qui sont faites avec un cadavre ancien.

Au début de la putréfaction, il se produit une grande quantité de gaz hydro-carbonés, qui font place plus tard à des gaz ammoniacaux ; on observe alors que les ptomaïnes ont diminué.

MM. Brouardel et Gabriel Pouchet ont attiré l'attention de tous les hygiénistes sur les accidents qui peuvent résulter de l'ingestion de produits alimentaires d'origine animale, qu'ils proviennent de vertébrés (viandes, laitages), de mollusques ou de crustacés, et se sont demandé s'il s'agit d'une intoxication par les ptomaïnes ou d'une infection par des microbes pathogènes : problème complexe, qui appelle des recherches très précises et très complètes.

En Suisse et en Allemagne, on est parvenu à suivre de près certaines épidémies à forme typhoïde et à démontrer qu'elles étaient le résultat de l'ingestion de viandes malades.

Enumérer le charbon, les septicémies, la pyémie, la morve et le farcin, c'est indiquer les maladies qui rendent les viandes dangereuses pour le consommateur et le manipulateur.

On sait également que la ladrerie et la trichinose sont transmissibles à l'homme par la voie digestive, et les expérimentateurs sont unanimes aujourd'hui pour affirmer l'identité des bacilles de la tuberculose humaine et bovine.

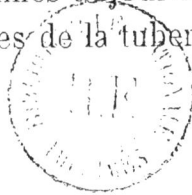

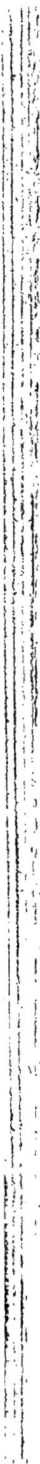

TABLE DES MATIÈRES

—

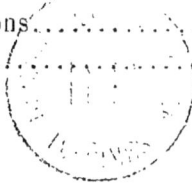

Tours, imp. Deslis Frères, 6, rue Gambetta.

Georges CARRÉ, Éditeur

58, Rue Saint-André-des-Arts, Paris

MANUEL

DE

L'INSPECTEUR DES VIANDES

Par L. VILLAIN

Chef du Service d'inspection de la Boucherie de Paris

Et V. BASCOU

Contrôleur du même Service

Deuxième édition, revue, corrigée et augmentée, précédée d'une préface du Dr Proust, professeur à la Faculté, membre de l'Académie de médecine. Un fort volume in-8 raisin, de 640 pages, avec 67 fig. noires et en couleur et 13 planches en chromotypie. Prix. . . . . **20** francs

DE LA CONGESTION DES MAMELLES

ET DES

MAMMITES AIGUES CHEZ LA VACHE

Par Adrien LUCET

Médecin-Vétérinaire

Un vol. in-8 raisin, avec 4 planches en chromolithographie
Prix. . . . . **7** francs

Georges CARRÉ, Éditeur

58, Rue Saint-André-des-Arts, Paris

PRÉCIS

DE LÉGISLATION COMMERCIALE

DANS LES

VENTES ET ÉCHANGES D'ANIMAUX DOMESTIQUES

DES VICES RÉDHIBITOIRES

ET DE LEUR SUPPRESSION

Par A. PÉRON

Médecin-Vétérinaire

Un volume in-16. . . . . **3** francs

PRÉCIS THÉORIQUE ET PRATIQUE

DE MARÉCHALERIE

COMPRENANT

LA FERRURE DU CHEVAL ET DU MULET

Par J. PADER

Vétérinaire en Premier

Un volume in-16 de 400 pages, avec 209 figures dessinées
par l'auteur. Prix. . . . . **5** francs

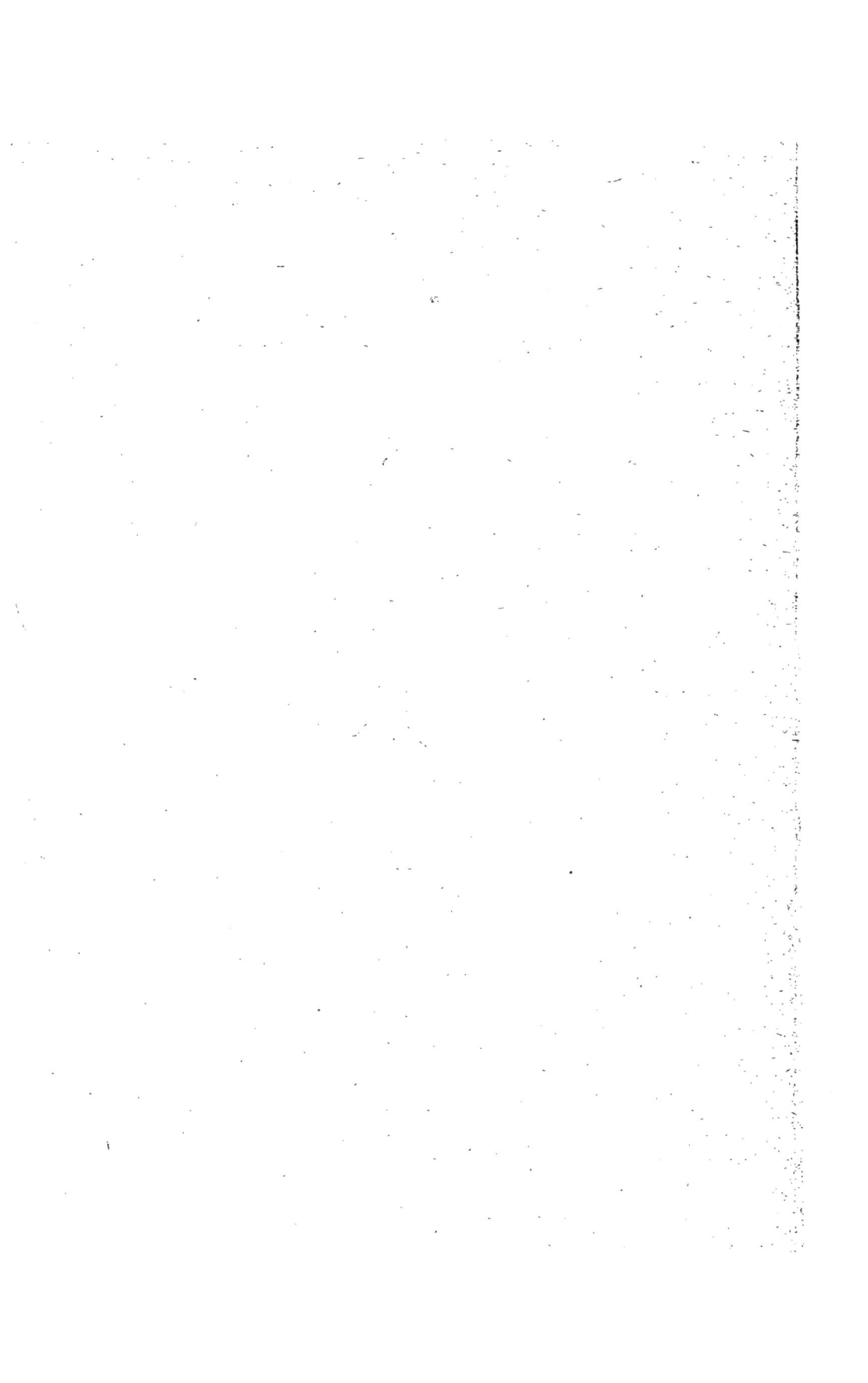

Georges CARRÉ, Éditeur, 58, rue St-André-des-Arts, Paris

CROOKSHANK. — **Manuel pratique de bactériologie,**
basée sur les méthodes de KOCH. Ouvrage traduit de l'anglais par M. BERGEAUD. 1 beau vol. in-8 de 300 p., orné de
32 magnifiques planches en chromolithographie et de
44 grav. sur bois. 1886. Broché, 24 fr., cartonné............ 26 50

DENEUBOURG (F.). — **Traité pratique d'obstétrique**
ou de la parturition des principales femelles
domestiques, comprenant tout ce qui a rapport à la mise
bas naturelle. 1 vol. in-8, 584 p., avec 38 fig........... 8 »

FOELEN. — **Manuel populaire sur les soins à donner**
aux chevaux, ânes et mulets employés au travail
dans les champs ou dans l'industrie. In-12 de 115 p...... 1 »

LANDRIN (A.). — **Traité sur le Chien.** Zootechnie,
hygiène, races, pathologie et thérapeutique.
1888. 1 vol. in-18, 390 p................................. 3 50

LANG. — **Traité d'anatomie comparée et de zoolo-**
gie. Ouvrage traduit de l'allemand, par G. CURTEL.
  Premier fascicule. 1 vol. in-8 de 340 p. avec 191 fig.... 12 »
  Deuxième fascicule. *Arthropodes* .... 5 »

LUGET (ADRIEN). — **De la congestion des mamelles**
et des mammites aigües chez la vache. 1 vol. in-8,
avec 4 planches en chromolithographie................. 7 »

PADER (J.). — **Précis théorique et pratique de**
maréchalerie, comprenant la ferrure du cheval et du
mulet. 1 vol. in-16, de 400 pages, avec figures.......... 5 »

PÉRON (A.). — **Précis de législation commerciale**
dans les ventes et échanges d'animaux domes-
tiques. Des vices rhédibitoires et de leur suppression.
1 vol. in-18 de 300 pages................................ 3 »

VILLAIN (L.). — **Les odeurs et les couleurs des**
viandes dans l'état sain et dans l'état de mala-
die. 1889. Brochure in-8............................... 1 50

VILLAIN (L.) et BASCOU (V.). — **Manuel de l'inspecteur**
des viandes. Deuxième édition, avec une préface de
M. le Dr A. PROUST. 1 fort vol. in-8 de 632 pages, avec
67 fig. noires et en couleur, et 13 planches en chromotypie. 20 »

Tours, imp. Deslis Frères, rue Gambetta, 6.

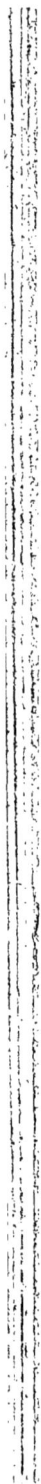